천연 vs 합성
똑소리 나는
비타민 선택법

브라이언 R. 클레멘트 지음 김소정 옮김

전나무숲

영양보충제,
한 알을 먹더라도
진짜를 먹어라

비타민 보충제를 한 번이라도 먹은 사람은 자신도 모르는 사이에 '현대인은 영양보충제를 먹어야 한다'는 끈질기고 사악한 신화에 반응한 것이다. 미국의 보건조사 결과에 따르면 미국인 중 3분의 2가 비타민 보충제를 먹어봤다고 한다. 그들은 분명히 '비타민 보충제는 질병을 막고 치료하는 데 있어 안전하고 효과적'이라고 믿도록 설득되었을 것이며, 건강을 증진시키는 성분이 압축된 작은 물질은 천연 재료로 만들어졌다고 들었을 것이다.

우리 사회는 영양소와 건강기능식품이 우리 몸에서 하는 역할과 해야 할 역할에 관한 신화와 잘못된 정보, 오해로 가득 차 있다. 하지만 이 책을 읽는 동안 당신은 그런 지식들이 합성화학 업계가 구축한 합성화학신앙에 의해 형성되었으며, 우리를 자연이 약속한 건강과 치료의 가능성에서 멀어지게 하는 위험하고 근거 없는 신화이자 불완전한 진실임을 알게 될 것이다.

무엇이 문제인가?

오랫동안 나는 건강관리 분야에서도 제법 좋은 평가를 받는 분야에서 일하는 특권을 누려왔다. 더불어 꾸준히 한 대상을 공격해왔는데, 내 거친 공격에도 끈질기게 버티고 있는 대상이 바로 건강기능식품, 그중에서도 영양보충제라는 사기 산업이었다.

이 책은 전 세계에서 판매되는 비타민 보충제가 대부분 제약회사가 소유했거나 제약회사의 통제를 받는 연구소에서 만든 합성물질이라는 사실을 밝히고 있다. 대부분의 제약회사는 비타민 보충제를 제조할 때도 약품의 제조 기준과 제조 과정을 그대로 적용한다. 유기농소비자연맹(Organic Consumer's Association)에 따르면 현재 제조하는 비타민 보충제 가운데 적어도 95% 제품에 합성화학 성분이 들어 있다. 제약회사는 실험실에서 합성한 비타민이 자연에서 식물이 생산한 비타민과 효과가 같다고 주장한다. 이 책은 그런 주장을 자연의 원리, 과학적 연구, 직접 관찰해 알게 된 효과, 안전성 등을 기반으로 반박할 것이다.

시너지(Synergy)란 두 개 이상의 화합물 혹은 화학물질이 상호작용해 각각의 물질보다 훨씬 강력한 효과를 내는 현상을 말한다. 시너지는 본래 자연의 기본현상이다. 하지만 합성화학 업계에서는 사람들이 위험에 처할 가능성을 무시한 채 '마법의 탄환'(특정 질병이나 증상에 즉각적이고 강한 효과를 나타내는 약이나 치료법)을 추출하기 위해 이 용어를 강조한다.

연구소에서 추출한 합성영양제만 먹고 살 수 있는 사람은 없다. 건강히 살아가려면 반드시 자연이 만든 음식과 영양소를 먹어야 한다.

진짜 VS. 가짜

그렇다면 자연이 만든 음식과 영양소에는 사람이 만들거나 모방할 수 없는 무엇이 있는 걸까? 건강과 생명을 유지하는 데 꼭 필요한 질문이니 내가 답을 제시하겠다. 우선 예를 하나 들겠다.

과학자는 진짜 바닷물과 구성비가 똑같은 가짜 바닷물을 만들어낼 수는 있다. 그러나 바닷물에 사는 물고기를 가짜 바닷물에 넣으면 아예 살 수 없거나, 산다고 해도 건강하지 않다. 해양생물학자들이 보는 온라인 잡지 〈리프키핑(Reefkeeping)〉에서는 합성바닷물에 대해 '순수한 바닷물에서 살아야 하는 해양생물의 완벽한 거주지 역할을 할 수 없는 불완전한 대안'이라고 정의한다. 예전에도 그랬지만 앞으로도 "바닷물은 물과 소금이 섞인 것으로, 합성바닷물도 천연바닷물과 구성성분이 동일하다"고 주장하는 화학자가 있을 것이다. 그러나 해양 전문가들은 "바닷물은 지구 표면을 구성하는 거의 모든 물질이 복잡하고 이해할 수 없는 방식으로 섞인

혼합물"이라고 정의하며, 바닷물에 섞인 물질들이 한데 모여 해양 생명체를 살찌우고 살아갈 수 있게 하는 시너지를 낸다고 말한다.

바닷물에 있는 무엇이 해양생물을 살아가게 하고, 사람은 흉내조차 낼 수 없는 힘을 창조하는 것일까? 그것은 자연이 만든 식품이 우리를 살찌우고 살아가게 하는 것과 마찬가지의 원리로, 수를 헤아릴 수 없는 다양한 영양요소들의 복잡한 시너지의 결과다. 이 생명의 힘 또한 이 책에서 다루는 여러 주제 가운데 하나다.

자연 VS. 실험실

실험실에서 탄생한 완벽한 사과는 없다. 오직 자연만이 완벽한 사과를 무(無)에서 창조해낼 수 있다. 과학자 칼 세이건은 현명하게도 "사과를 처음부터 새로 만들고 싶다면 먼저 우주를 만들어야 한다"고 했다. 마찬가지로 과학은 자연이 만드는 영양소를 똑같이 복제하거나 대체할 합성영양제를 만들지 못한다. 이 책은 '과학이 자연의 경험과 지혜를 대신할 수 있다'는 잘못된 추론을 근거로 합성영양제를 만들 수 있다는 오만을 부릴 때 우리 건강에 어떤 영향을 미칠 수 있는지를 살펴볼 것이다.

비타민과 미네랄 판매 업체는 영양소는 모두 동일하기 때문에 실험실에서 합성한 영양제도 유기농 과일과 채소에 들어 있는 영양소처럼 건강에 도움이 된다는 신화를 끊임없이 부풀려왔다. 이는 합성화학신앙적 사고방식이다. 앞으로 책을 읽어나가면서 알게 되겠지만, 이 같은 사고방식에는 치명적인 결함이 있다.

자연의 영양소는 합성영양제보다 훨씬 안전하다. 합성영양제에는 독성이 있는 합성색소(석탄을 1000℃ 전후의 고온에서 가열 분해할 때 부산물로 생기는 검은 유상油狀 액체 콜타르에서 추출한 색소)뿐만 아니라 합성감미료 같은 여러 첨가물이 들어 있으며, 말랑말랑한 젤 형태의 비타민에는 대부분 트랜스지방인 경화유가 들어 있다. 정말이다. 건강기능식품 가게에서 파는 비타민 보충제에는 심장혈관계 질환, 뇌졸중, 심장마비를 일으키는 경화유가 들어 있다.

현재 전 세계에서 생산하는 비타민C 보충제의 90%가 합성화학 제품이고, 대부분 중국에서 만들어진다는 것을 알고 있는가? 지난 10년 동안 중국 본토에 있는 제약회사 4곳이 전 세계 비타민C 보충제 시장을 장악했다. 하지만 중국 회사에서 만드는 것은 비타민C가 아니라 그저 아스코르빈산이다(아스코르빈산과 진짜 비타민C의 차이는 나중에 자세히 설명할 것이다). 비타민 시장을 한 나라가 대부분 차지하고 있다는 것, 그것도 멜라닌 파동으로 유명한 중국이 최대 생산국이라는 사실이 소비자 안전에 어떤 효과를 미칠지는 오직 시간만이 증명해줄 것이다.

천연 VS. 합성

신중한 소비자는 합성물질을 피하기 위해 라벨에서 '천연'이라는 글자를 확인한 뒤에 제품을 선택한다. 하지만 '천연'이라는 라벨도 안전을 보장하지 않는다. 너무나 오랫동안 '천연'이라는 용어를 틀리게 사용해온 탓에 원래 의도했던 의미는 사라지거나 희석되어버렸다. 모두 영양제 제조사에서 조작한 마케팅과 정치적 사기가 성공을 거둔 결과다.

현행법상 비타민 보충제는 실제 식물에서 추출한 성분을 10%만 함유해도 '천연'이라고 표기할 수 있다. 정말이다. 나머지 90%가 합성인데도 그렇다. 심지어 탄소 원자를 1개만 함유했다면 '100% 유기농'이라고 표기해도 법적으로 아무 문제가 없다. 이 같은 사기도 이 책에서 다룰 내용이다. 이 책에서는 자연에 존재하는 방식 그대로 복잡한 여러 미량원소(확인된 원소와 확인되지 않은 원소 모두를 포함하는)가 모두 들어 있는 제품을 의미할 때만 '천연'이나 '자연식품'이라는 용어를 쓸 것이다.

예를 들어, 베타카로틴(beta-carotene)을 생각해보자. 베타카로틴이라는 합성물질은 아세틸렌 가스를 이용해 베타카로틴과 분자구조가 동일한 물질을 만든다. 자연 상태에서 베타카로틴은 언제나 카로티노이드계 물질과 함께 발견된다. 실제로 당근과 토마토에서 베타카로틴을 찾으면 알파카로틴과 감마카로틴 외에도 시너지 효과를 내는 데 큰 역할을 하는 다른 물질들도 함께 찾게 된다. 그렇기 때문에 식물에서 베타카로틴만 추출하는 것은 건강에 유익한 작용을 일부러 방해하는 것과 같다.

질병을 예방하고 치료한다고 알려진 원소의 효력을 평가하는 의학 연구에서 자연의 영양소가 아닌 합성영양제로 실험했을 때 부정적인 반응이 나오는 것도 전혀 이상한 일이 아니다. 합성영양제로 진행한 실험 중에 끔찍한 결과가 나온 가장 최신의 연구는 암을 예방한다고 알려진 영양소의 역할을 확인하는 실험이었다.

2009년 6월자 〈클리니컬 뉴트리션 인사이트(Clinical Nutrition Insight)〉는 합성영양제로 진행한 일련의 연구를 평가하면서 '영양학자들은 음식과 암의 복잡한 관계를 지나치게 단순화한 것 같다'는 결론을 내렸다. 영양학자들은 생물체에 특별한 작용을 하는 영양소를 추출하는 데만 엄청난 노력을 기울일 뿐 '복잡하게 섞여 있는 여러 영양소'에 주목하지 않는다. 그 말은 '질병의 예방이라는 측면에서 볼 때 합성영양제는 순수한 음식을 대체할 수 없다'는 뜻이다. 특정 영양소를 추출해 합성물질을 만들고 싶다는 집착과 방법론은 꽃에는 그저 꽃잎만 있다고 생각하는 것과 같다.

생물학적 이용가능성, 즉 생체이용률에 관해서도 합성비타민은 천연비타민의 경쟁 상대가 되지 않는다. 합성비타민이 아무리 정교하게 흉내를 내도 인체는 천연과 합성의 차이를 알아낸다. 우리 몸은 생물학적으로 자연이 만든 물질만을 진짜 영양소로 인식하도록 프로그램되어 있기 때문에 천연영양소는 쉽게 흡수하지만, 추출한 영양소나 합성영양제는 흡수를 도와줄 보조인자를 결정할 때까지 흡수하지 않는다. 이 극도로 복잡한 과정에는 화학물질을 분석하는 것부터 어떤 곳에서 유래했는지를 결정하는 과정과 화학물질을 사용 가능한 형태로 바꾸려는 과정이 포함되어 있다.

앞으로 알게 되겠지만, 섭취한 합성영양제 중에서 50%는 몸 안에 들어갔을 때 자동적으로 폐기처분되고 나머지 절반만 흡수될 가능성이 있다. 그러나 그 50% 역시 완전히 우리 몸에 흡수되어 쓰인다는 보장은 없다. 합성영양제의 흡수량은 전적으로 개인이 어떤 자원을 가지고 있느냐에 따라 결정된다. 합성영양제는 기껏해야 영양소의 잠재력을 가진 물질인 것이다.

가장 좋은 예는 비타민E이다. 많은 연구를 통해 합성비타민E는 천연비타민E에 비해 생체이용률이 절반 이하로, 3분의 1 정도만 몸에 흡수된다고 밝혀졌다.

합성비타민은 거울에 비치는 상과 같다. 화학자들이 주장하는 것처럼 현미경으로 보면 합성분자와 천연분자의 구조는 동일하기 때문에 진짜처럼 보인다. 하지만 사물의 움직임을 그대로 흉내 내는 일 외에는 아무 일도 할 수 없는 거울상처럼, 합성비타민은 천연비타민의 모습만 흉내 낼 뿐 기능까지 흉내 내지는 못한다.

합성비타민 제조사는 소비자가 합성제품과 천연제품에 차이가 있다고 믿기를 바라지 않는다. 합성비타민이 제조원가가 훨씬 싸고 이익은 훨씬 높기 때문이다. 단순하게 생각하면 된다. 이익이 진짜 건강을 이긴 것이다. 세계 모든 산업국가 국민이 자신도 모르는 사이에 동의한 가치체계 안에서 이런 일은 지극히 당연하게 일어나고 있다.

천연식품을 가려줄 엄격한 기준이 필요하다

건강에 도움이 되는 필수영양소를 과일과 채소에서 얻는 것은 근사한 일이며 이상적인 일이다. 그러나 지난 수십 년 동안 농사법이 악화되면서 농작물이 자라야 할 땅에서 영양분이 급속히 사라졌고, 그나마 식품에 들어 있는 영양소도 정제 및 가공 과정을 거치면서 많이 사라졌다. 그뿐이 아니다. 식물성 영양소가 풍부하고 살충제에 덜 오염된 유기농 식품도 수확 후 섭취하기까지의 시간 동안 상당히 많은 영양소를 잃게 되고, 식품을 조리하는 과정에서도 상당히 많은 영양소가 파괴된다. 그 영향으로 영양분이 많다는 식품을 골라 섭취해도 필요한 영양분을 충분히 섭취하기가 쉽지 않다. 실제로 미국 농무부(USDA)가 2만 1500명을 대상으로 실시한 조사에 따르면, 미국 농무부에서 권고한 1일 영양권장량을 충분히 섭취하는 사람은 한 명도 없었다.

우리 몸에 필요한 비타민과 미네랄을 보충하고 최상의 건강을 유지하려면 영양보충제를 먹을 수밖에 없다. 그렇다면 천연영양소가 합성영양제보다 월등하게 뛰어나다는 것을 알고 난 뒤에 우리는 건강기능식품을 제대로 선택할 수 있을까?

이런 점 때문에 영양보충제가 전적으로 식물에서 유래한 물질로 만들어졌는지를 나타내는 천연식품기준(NOS)을 라벨에 표시하자고 주장하는 것이다. 천연식품 인증 표시는 일부 혹은 전체 성분이 합성인 물질과 순수한 천연물질을 구별할 수 있게 도와줄 것이다.

어쩌면 당신은 무엇으로 만들었건 어떻게 정제했건 간에 균형 잡힌 식사를 하면 특별히 영양보충제를 먹을 필요가 없다고 믿는 사람일지도 모르겠다. 아니면 모든 비타민은 천연이든 합성이든 똑같기 때문에 먹는 양이 효과를 좌우한다는 광고를 아무 의심 없이 믿고 있는지도 모르겠다. 의심스러운 점이 없지는 않지만 '후회하기보다는 안전한 게 낫다'는 신조로 계속 영양보충제를 먹고 있을 수도 있고, 영양소의 영역을 과학이 완벽히 재현할 수 있다고 믿는지도 모르겠다. 지금 당장은 아닐지언정 조만간에는 그렇게 될 거라고 믿는 것이다.

자연은 우리에게 약속했다. 우리가 영양소를 현명하게 사용한다면 건강해지고 오래 살 거라고. 합성화학신앙을 만들어 이 같은 약속을 배신한 것이야말로 현대인이 건강을 해친 주요 원인 가운데 하나다. 이 책이 자연과 사람이 다시 한 번 올바르고 균형 잡힌 관계를 맺는 데 도움이 되기를, 건강을 지켜주는 영양분과 건강기능식품을 직접 선택하는 데 도움이 되기를 바란다. 그리고 많은 사람들이 영양보충제라는 이름으로 팔리는 수많은 상품에 어떻게 속아왔는지를 알았으면 한다.

마지막으로, 우리 시대의 가장 근거 없는 낭설을 솔직하게 밝힌 본서의 출간에 도움을 주신 모든 분들에게 고맙다는 말을 전한다.

차 례

여는글　영양보충제, 한 알을 먹더라도 진짜를 먹어라_ 2
● 무엇이 문제인가?_ 3 　● 진짜 VS. 가짜_ 4 　● 자연 VS. 실험실_ 5
● 천연 VS. 합성_ 6 　● 천연식품을 가려줄 엄격한 기준이 필요하다_ 10

1장　비타민을 둘러싼 속설들

음식만 잘 먹으면 몸에 필요한 영양소를 충분히
　　섭취할 수 있다?_ 14
● 영양실조에 걸린 토양_ 15 　● 식품만으로는 부족하다_ 19 　● 비타민 발견의
역사_ 22 　● 비타민이 병을 치료할 수 있을까?_ 28 　● 합성비타민과 천연비타민은 이렇게
만들어진다_ 31 　● 합성비타민은 나쁜 '약'이다_ 33 　● '진짜' 비타민은 대체품이 없다_ 36

천연이든 합성이든 영양제는 몸에 들어가면
　　매한가지다?_ 41
● 합성물질이 우리 몸에 얼마나 쓰일까?_ 51 　● 합성산업이 팽창한 만큼 음모도 많았다_ 54

2장　오메가-3 와 비타민, 어떻게 보충해야 건강하게 잘살 수 있을까?

오메가-3는 기름의 오염 여부를 따져 먹어라_ 60
● 양식 생선은 대부분 중금속에 오염되어 있다_ 63
● 산패된 생선기름은 발암물질이다_ 65

비타민 4형제만은 항상 함께 섭취하라_ 70
● 비타민A (베타카로틴, 레티놀)_ 71 　● 비타민D_ 73 　● 비타민E_ 76 　● 비타민K_ 80

아스코르빈산은 비타민C가 될 수 없다_ 82
● 합성비타민C의 탄생_ 83 　● 바이오플라보노이드와의 상생관계_ 85 　● 천연과 합성을
구분하는 과학적 방법들_ 87 　● 비타민C는 정말 치아를 부식시킬까?_ 89

미네랄이 부족하면 비타민의 흡수율이 떨어진다_ 90
● 칼슘_ 91 　● 마그네슘_ 92 　● 인_ 93 　● 칼륨_ 94 　● 염화나트륨(소금)_ 94
● 염소_ 95 　● 몸에 필요한 미량미네랄_ 95

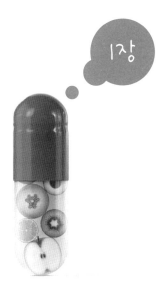

1장

비타민을 둘러싼
속설들

음식만 잘 먹으면
몸에 필요한 영양소를 충분히
섭취할 수 있다?

비타민을 비롯한 영양보충제 섭취를 달가워하지 않는 의사들은 "영양제는 그저 비싼 오줌만 만들 뿐이에요"라는 말로 영양보충제의 효용성을 얕잡아본다. 그리고 일부 식품 전문가들은 "우리 몸에 필요한 영양소를 섭취하려면 음식을 골고루 먹기만 하면 된다"고 사람들을 설득한다. 미국의 농무부와 보건복지부는 2005년에 《미국인을 위한 식품 섭취 안내서》를 발행하며 다음과 같은 글을 실었다.

우리 몸이 필요로 하는 대부분의 영양소는 식품을 섭취함으로써 충족해야 한다. 식품은 식물성 화학물질인 파이토케미컬(파이토케미컬)과 항산화 성분, 그 외 건강에 좋은 많은 물질을 우리에게 제공한다. 영양보충제는 음식으로 섭취할 수 없는 영양소에 한해 섭취하는 것이 좋다. 영양보충제는 건강한 식품을 대체할 수 없기 때문이다.

우리가 이상적인 세상에 살고 있다면 이 같은 충고는 지극히 옳은 상식일 것이다. 그러나 지금 이 세상은 '이상적인 세상'과는 거리가 있어 보인다. 최상의 건강을 유지시켜줄 질 좋은 영양소를 확보하는 일이 호락호락하지 않은 일이 된 것이다.

왜일까? 그 이유는 아주 단순한 생물학적 사실에서 답을 찾을 수 있다. 비타민과 미네랄은 건강을 지키는 데 꼭 필요하다는 것, 인체는 필요한 영양소 대부분을 직접 만들지 못한다는 것, 영양분은 식품과 식품에서 추출한 영양보충제를 통해 섭취해야 한다는 것이 바로 그 대답이다.

영양실조에 걸린 토양

한때 토양은 우리 몸에 필요한 영양소가 풍부히 들어 있는 작물을 생산해냈다. 그러나 현재 유기농 농사를 짓는 토양에는 실제로는 20% 이상 들어 있어야 할 유기물이 2~4% 정도만 들어 있다. 게다가 옛날에는 수확하면 곧바로 먹어 식품 속 영양소들을 대부분 섭취했지만, 20세기 들어서면서는 살충제·제초제 같은 화학오염물질을 사용해 작물을 기르고 대량 소비를 위해 식품을 가공하는 과정에서 영양소들이 많이 파괴되고 있다. 그 결과 우리가 섭취하는 영양소의 양은 아주 적다.

토양과 작물에 미네랄이 고갈되었다는 사실은 1936년에 미국 상원위원회에서 발표한 문서 264호를 통해 세상에 알려지게 되었다. 264호 문서는 정부 공식 보고서도 연구서도 아니다. 플로리다주 민주당 상원의원인 던컨 플레처(Duncan Fletcher)가 제출한 보고서인데, 그 내용이 한 주류 언론에 실리면서 토양의 영양소 고갈 문제를 새로운 시각으로 다룬 대표적인 문서가 되었다. 다음은 264호 문서에서 발췌한 내용이다.

오늘날 우리 대부분은 심각한 영양소 결핍으로 고통받고 있다. 이 고통은 우리가 먹을 음식을 생산하는 토양이 적절한 미네랄 균형을 찾지 않는 한 사라지지 않을 것이다. 과일, 채소, 곡물이 자라는 수백만 에이커의 땅에 우리에게 필요한 미네랄이 충분히 들어 있지 않기 때문에 음식을 아무리 많이 먹어도 우리는 굶주리는 것과 같다.

주요 권위자들이 언급한 바에 따르면, 전 세계 인구의 99%가 미네랄 부족에 시달리고 있다. 중요한 미네랄 가운데 단 하나만 결핍되어도(필요량이 아주 적은 영양소라 해도) 병에 걸릴 수 있으며 수명이 단축될 수도 있다. 비타민이 부족하면 인체는 미네랄을 대신 활용할 수 있다. 그러나 미네랄이 부족하면 비타민을 먹어도 소용이 없다.

264호 문서가 나온 이후로도 토양은 빠른 속도로 고갈되었고, 결국 1992년 6월에 브라질에서 지구정상회의(Earth Summit)로도 불리는 제1차 유엔환경개발회의(UNCED)가 열렸다. 178개국에서 약 3만 명이 참석한 이 회의에서는 전 세계 농지의 영양소 고갈 상태를 분석한 내용을 근거로 환경과 개발에 관한 합의문을 발표했다. 당시 전문가들이 조사한 농지의 영양 상태는 예상했던 것보다 훨씬 심각했다. 지구정상회의에서 발표된 보고서에 따르면 20세기 동안 북아메리카 대륙의 경우 농지에서 전체 영양분의 85%가 사라졌고, 아시아와 남아메리카 대륙에서는 76%가 사라졌다. 아프리카와 유럽의 토양에서는 각각 74%와 72%가 사라졌다. 이 모든 것은 비료, 살충제, 제초제, 경작, 관개시설 같은 인간 활동의 결과다. 사라진 영양분 가운데 적어도 90%는 건강에 꼭 필요한 요소들이다. 면역계가 기능하는 데 중요한 역할을 하는 미네랄 60종과 비타민 16종도 포함된다.

최근에 미국 농무부가 발표한 대로라면 1973년부터 1997년까지 미국에서 생산한 채소의 모든 품목에서 영양분이 크게 감소했다. 브로콜리의 칼슘 함유량은 같은 기간에 53% 감소했고, 티아민(비타민B1)은 35%, 나이아신(비타민B3)은 29% 감소했다. 양파, 당근을 비롯한 모든 채소에서도 필수영양소가 급격히 감소했다.

이처럼 심각한 영양실조에 걸린 토양에서 자라 영양분이 충분치 않은 작물이 거대한 가공처리 공장에서 처리 과정을 거치고 방부제·색소 같은 화학첨가물을 잔뜩 뒤집어썼을 때 무슨 일이 생길지를 상상해 보라. 영양분은 80% 이상이 추가로 사라질 것이며, 미네랄과 비타민은 더욱 많이 사라질 것이다. 여기에 열을 가해 조리하면 식품 속 영양분의 양은 훨씬 줄어든다.

그러나 사람들은 이러한 사실을 알고도 영양소를 보충해야 할 필요성을 전혀 느끼지 못하는 것 같다. 미국 질병통제예방센터가 발표한 2007년 3월 15일자 보고서에 따르면 정부가 제시한 과일 및 채소의 1일 섭취권장량을 지키는 미국인은 전체 인구의 3분의 1이 되지 않는다. 조사 결과, 30만 5000명 중에서 만성질환과 질병을 막는 데 도움을 주는 비타민과 미네랄을 채소를 통해 매일 충분히 섭취하는 성인은 27% 정도뿐이었다.

하지만 이들의 믿음과는 달리 비타민과 미네랄이 결핍되면 다양한 질병에 걸린다는 사실을 뒷받침하는 과학적 증거가 속속 나오고 있다. 2005년에 〈사이키아트릭 프랙티스(Psychiatric Practice)〉에 실린 논문 '비전형적 우울증에서 피콜린산 크롬에 관한 위약 통제 이중맹검법 임상실험(A Double-Blind, Placebo-Controlled Exploratory Trial of Chromium Picolinate in Atypical Depression)'에 의하면 18세부터 65세까지 113명을 조사한 결과 우울증 증상을 보이는 사람들은 곡물에 많이 들어 있는 미량원소인 크롬이 결핍되어 있었다. 존 도처티(John Docherty)를 비롯한 논문의 공동저자들은 우울증을 앓는 실험 대상자들이 크롬 보충제를 먹자 증상이 '크게 개선되었다'고 했다. 미국에만 해도 3,000만 명에 달하는 우울증 환자들에게 그 같은 결과는 분명히 희망의 등불이 되었다.

식품만으로는 부족하다

비타민과 미네랄 결핍을 해소하면 건강이 좋아지는 사례를 확인한 연구들은 비타민B$_5$는 관절염을 개선하고, 비타민B$_3$(나이아신)는 관절의 유연성을 개선하고 관절 염증을 줄이며, 관절염을 앓는 사람들 중 많은 수가 심각한 칼슘 결핍 증상을 보인다는 사실을 밝혀냈다. 류머티즘성질환재단은 미국에서만 2,000만 명에 달하는 류머티즘성 관절염 환자와 퇴행성 관절염 환자들은 붕소를 섭취해야 한다고 끈질기게 권유하고 있다.

비타민E·비타민C·베타카로틴은 눈 건강에 아주 중요하고, 비타민E와 베타카로틴은 심장 질환을 크게 줄인다는 역학연구 결과도 있다. 〈저널 오브 뉴트리션(The Journal of Nutrition)〉은 종합비타민이 심근경색을 줄여줄 수 있다는 연구 결과를 실었다. 9차례 무작위 대조군 실험을 실시한 결과 크롬 보충제가 인슐린감수성(insulin sensitivity)을 향상시켜 당뇨 환자의 혈당량 조절 능력을 좋게 한다는 것이 밝혀졌다.

셀레늄·비타민C·비타민E 같은 비타민과 미네랄은 생체 내부에서 일어나는 항산화작용에 중요한 역할을 하며, 시너지 효과를 일으켜 최전선에서 암과 심장병을 막는 방어막이 되어준다. 이와 관련해 로스앤젤레스에 있는 소프트 겔 테크놀로지스(Soft Gel Technologies)의 프로덕트 매니저인 유스리 나기브(Yousry Naguib)는 2004년 한 통상산업 잡지에서 자신이 관찰한 내용을 발표했다.

"식사만으로는 1일 영양권장량을 모두 섭취할 수 없기 때문에 항산화제를 먹어야 한다. 항산화제는 다른 영양소와 한 팀처럼 작용해 시너지 효과를 내는 경향이 있다. 항산화제는 산화스트레스와 관계 있는 질병을 예방하는, 하나로 연결된 방어체계를 형성한다."

이 발표를 계기로 많은 의학 전문가들이 "영양보충제가 건강에 도움이 된다"고 큰소리로 말하기 시작했다. 로스앤젤레스 캘리포니아대학(UCLA)의 인간영양학센터 설립자이자 소장인 데이비드 헤버(David Heber) 박사는 "몇 가지 영양보충제를 매일 먹는 사람은 질병 발병률이 낮다는 자료를 많이 확보했다"고 했다. 헤버 박사가 2002년 미 의회위원회에 출석해 증언한 바에 따르면, 식물성 영양보충제는 암 같은 질병을 치료하는 데 큰 도움이 된다. 헤버 박사는 비타민 보충제가 건강에 커다란 역할을 한다는 사실을 이렇게 표현했다.

현대인은 5만 년쯤 전에 아프리카에 있는 진짜 에덴의 정원에서 진화했다. 그곳에서 사람의 유전자는 몸을 건강하게 해줬던 풍성한 먹을거리와 균형을 이루며 살았다.

식량 생산이 현대화되면서 이 같은 다양성은 사라졌다. 약 30년 전, 내가 의과대학에 입학했을 때는 4가지 기본식품군을 먹으면 필요한 비타민을 모두 섭취할 수 있다고 배웠다. 그러나 현재 그 같은 가르침은 틀렸다는 것을 안다. 엽산, 비타민E, 비타민C, 칼슘이 모두 들어 있는 종합비타민을 포함해 4가지 기본 비타민을 먹으면 만성질환 발병률을 낮춘다는 증거가 아주 많다.

2002년 〈미 의학회지(The Journal of the American Medical Association)〉는 '성인의 만성질환 예방을 위한 비타민(Vitamins for Chronic Disease Prevention in Adults)'이라는 제목으로 30년간 만성질환과 비타민에 관한 연구들을 분석한 글을 실었다. 이 기사를 쓴 하버드대학교 K. M. 페어필드(Fairfield)와 R. H. 플레처(Fletcher)는 식품에 비타민과 미네랄이 부족하면 암, 심장병 같은 다양한 질병에 걸릴 위험이 있다고 확신하며 "성인은 매일 종합비타민을 먹어야 한다"고 결론 지었다.

워싱턴에 있는 '책임있는 영양위원회(the Council for Responsible Nutrition)'도 2004년에 건강을 유지하고 질병을 예방하기 위해서는 정기적으로 종합비타민을 먹어야 한다고 발표했다. 이 위원회는 비타민 보충제가 건강에 크게 도움이 된다고 하면서 "비타민은 면역력 강화, 백내장 예방, 인지 기능 증진, 뼈 건강 강화 및 유지에 기여한다"고 했다.

'인체가 필요로 하는 모든 영양소를 식품이 제공한다'는 확신은 영양소 결핍에 관한 과학적 증거가 쌓이면서 급속도로 그 힘을 잃어갔다. 사람들도 점차 식품으로 영양소를 충분히 섭취한다는 것을 믿지 않게 되었다. 멀티스폰서 서베이(Multi-Sponsor Surveys, 뉴저지주 프린스턴에 있는 여론조사 회사)가 1994년에 실시한 여론조사에서는 미국 여성의 70%가 비타민과 미네랄을 음식으로 섭취하고 있다고 했으나, 2000년에 실시한 같은 조사에서 그렇게 확신하는 사람은 46%에 불과했다.

그리고 미국민의 3분의 2에 해당하는 사람들이 영양보충제가 필요하다는 것은 알지만, 실제로 영양보충제를 먹는 사람은 3분의 1에 불과하다. 식품만으로는 필요한 비타민과 미네랄을 충분히 섭취할 수 없다는 증거들이 많은데, 어째서 영양소 결핍을 막아줄 영양보충제를 먹지 않는 걸까? 당신의 건강과 당신이 사랑하는 사람들, 당신이 돌보아야 할 사람들의 안녕이 이 질문에 관한 당신의 대답에 달려 있을지 모른다.

비타민 발견의 역사

그렇다면 과연 비타민은 무엇이고, 우리는 비타민이 건강에 중요하다는 것을 어떻게 알게 되었을까?

비타민은 인체의 신진대사에 꼭 필요한 유기화합물로 신진대사에 필요한 열량을 공급하지는 않지만 제각각 생명에 필요한 기능을 함으로써 건강을 유지하고 질병을 예방한다.

비타민은 대부분 몸 안에서 만들어지지 않고, 식품에 소량 들어 있다. 현재 알려진 비타민은 지용성 비타민 4종류(A·D·E·K)와 수용성 비타민 9종류(B군 8종과 C)다. 지용성 비타민은 체내에 저장되기 때문에 매일 섭취할 필요는 없다. 하지만 소변에 섞여 배출되지도 않기 때문에 지나치게 많이 섭취하면 독성물질로 작용할 수 있다. 수용성 비타민은 쉽게 밖으로 배출되기 때문에 부작용의 걱정 없이 많이 먹어도 되지만, 체내에 저장되지 않기 때문에 자주 먹어야 한다(B_{12}와 엽산은 제외).

비타민의 명칭은 화학명의 첫 글자를 따서 짓는다. 비타민E의 정식 명칭이 '비타민E d-델타 토코페롤 숙신산(tocopheryl succinate)'이라는 사실을 아는 사람은 많지 않을 것이다. 원래 비타민B군에 속했지만, 나중에 비타민의 역할을 하지 않는 것으로 밝혀져 명칭조차 사라진 것들도 있다. 비타민B_4, 비타민B_7, 비타민B_8, 비타민B_9, 비타민B_{10}, 비타민B_{11}이 그렇다.

인류가 비타민의 효능을 깨달은 것은 1747년에 스코틀랜드 해군 군의관으로 근무하고 있던 제임스 린드(James Lind) 덕분이다. 린드는 레몬·라임 같은 과일과 채소가 당시 항해하는 사람들을 괴롭히던 괴혈병을 예방한다는 사실을 알아냈다(괴혈병을 예방하는 영양소가 비타민C라는 사실은 훗날 밝혀졌다).

괴혈병은 심각한 출혈성 질환으로 체력과 면역력 저하, 자발적 출혈 증상이 발생하며 심할 경우 사망할 수도 있다. 1650년부터 1850년까지 바다에 나간 사람 중 50%가 대양을 건너다 괴혈병으로 죽었다. 괴혈병은 어느 배에서나 발생했으며, 영국 해군은 전투에서 전사하는 것보다 괴혈병으로 더 많이 죽었다. 제임스 린드는 〈괴혈병에 관한 보고서(Treatise on Scurvy)〉를 1753년에 발표했지만 그 보고서는 40년 동안 무시되었고, 결국 10만 명이 넘는 영국 선원이 괴혈병으로 죽은 뒤에야 가치를 인정받게 되었다.

영국 해군은 결국 바다로 떠나는 모든 배에 비타민C가 풍부히 들어 있는 감귤류를 실으라는 규정을 만들었다. 선장들은 라임을 괴혈병 예방 과일로 선택했다. 보관하기 쉬웠기 때문이다. 영국 수병과 시민을 '라이미(limey)'라고 부르는 것은 영국 배가 라임을 싣고 다녔기 때문이다. 생토마토도 비타민C가 풍부해 괴혈병 예방에 좋다.

비타민이 건강에 중요한 역할을 한다는 사실은 1905년에 영국 의사 윌리엄 플레처가 진행한 연구를 통해 더욱 분명해졌다. 그는 말레이시아 쿠알라룸푸르에서 수용소에 수감된 사람들을 대상으로 각기병과 영양소의 관계를 연구했다. 각기병은 정신이상 장애, 극도의 허약함과 무기력, 심장 근육 약화, 심장 질환 등을 일으키는 질병으로 쌀을 주식으로 하는 아시아에서 흔하다. 플레처는 쌀의 겉껍질에 각기병을 예방하는 영양소가 있을 것이라고 예측하고 연구를 진행했다. 그 결과 겨를 제거한 흰쌀을 먹은 사람들 중에서는 약 25%가 각기병에 걸렸지만, 겨를 제거하지 않은 현미를 먹은 사람들은 2% 정도만이 각기병에 걸렸다는 사실을 알아냈다. 플레처는 자신의 가설을 실험으로 입증해 보였고, 덕분에 비타민 B₁(티아민)을 비롯한 여러 비타민B를 발견할 수 있었다.

1912년에는, 런던에 있는 유명한 리스터연구소(Lister Institute)에서 근무하는 28세의 폴란드 태생 생화학자 카시미르 풍크(Casimir Funk)가 플레처의 생각을 몇 걸음 더 발전시켰다. 풍크는 비타민이 건강을 유지하는 데 꼭 필요한 물질임을 증명해 보이고, 특정 비타민이 부족하면 질병에 걸린다는 '비타민 결핍증 가설'을 세웠다. 쌀겨에 들어 있는 각기병을 예방하는 물질을 추출해 생명 유지에 없어서는 안 될 물질이라는 의미로 '비트아민(vit-amine)'이라는 이름을 붙였다. '생명'을 뜻하는 vita와 겨에서 추출한 티아민(비타민B₁)에서 발견한 질소화합물 '아민(amine)'을 합친 말이다. 그러나 훗날 질소화합물 아민과 화학적 유사성이 없는 비타민이 발견되면서 뒤의 e가 생략된 채 '비타민(vitamin)'으로 불리게 되었다.

1913년은 영양학사에서 긍정적이고도 부정적인 전환점이 된 아주 중요한 시기로 평가받고 있다. 저명한 과학자 집단이 식품에서 비타민을 발견하고 그것을 추출하는 일에 관심을 갖게 된 것이다. 예일대학교의 토머스 오스본(Thomas Osborne)과 라파예트 멘델

(Lafayette Mendel)은 성장과 발달에 꼭 필요한 요소가 버터에 들어 있다는 사실을 알아냈다. 이 요소는 지용성 비타민인 비타민A로 밝혀졌다. 비타민A의 화학적 특성이 밝혀진 것은 1933년이고, 1947년에 최초로 합성되었다. 그 뒤 여러 비타민이 잇달아 발견되었고, 우유에는 성장을 촉진하는 다양한 수용성 비타민B군이 들어 있다는 것, 1930년대 이전에는 오직 비타민B라고만 알려져 있던 물질이 비타민B군(B복합체)이라는 사실도 밝혀졌다.

1928년, 영양학이 생물학계에 새롭게 떠오르는 전문 영역임을 인식한 미국의 생화학자와 생리학자들은 영양소를 집중적으로 연구하는 과학학회를 세계 최초로 결성했다. 학회 결성에 참가한 모든 학자들은 비타민의 효용성에 크게 주목하고 이 새로운 학문을 정의하는 논문과 교과서를 쓰고 가르치는 일에 활발하게 참여했다.

'미국 영양학회(the American Institute of Nutrition)'라고 이름 붙인 이 학회는 새롭게 도래하는 영양학에 관한 보고서를 발표할 잡지 〈미 영양학회지(Journal of the American Institute)〉를 발간해 1933년에는 다른 과학자들에게도 지면을 개방했고, 1934년에는 제1회 영양학회를 코넬의과대학에서 개최했다. 1941년에는 '실험생물학을 위한 미국학회연합(the Federation of American Societies for Experimental Biology)'과 공식적으로 합병하고 1996년에 '영양학을 위한 미국학회(the American Society for Nutritional Sciences)'로 이름을 바꾸었다. 비록 이름은 바뀌었지만 세상에서 가장 오래되고 중요한 영양학회로 명성을 유지하고 있다.

1930년대가 되면서 비타민의 다양한 생화학적 기능이 (아주 많이) 밝혀지고 인체가 무엇을 필요로 하는지도 알려졌다. 그러면서 비타민은 수천이 넘는 가공식품의 형태로 대량 생산되었다. 게다가 사람들은 식품의 영양가를 높인다는 명목으로 빵, 시리얼, 파스타 같은 곡물 제품은 물론 유제품, 드링크, 디저트에 합성비타민을 첨가했다. 합성비타민을 넣지 않은 가공식품은 찾을 수 없을 정도였다.

살펴본 것처럼 초기의 과학 단체들은 비타민이 건강에 미치는 역할을 밝히는 데 엄청난 공헌을 했다. 하지만 '합성한 비타민이 자연에 함유된 비타민과 건강 증진 효과가 같다'는 추론을 만드는 실수를 하고 말았다. 비타민의 건강 증진 효과를 강조하려는 의도는 좋았지만 정작 그들은 자신들의 생각과 연구가 영양학이 설 토대에 흠집을 내고 있다는 것을 몰랐다. 그들이 틀린 추론을 한 이유는 비타민(자연식품에 들어 있는 비타민이든 합성한 것이든)이 제대로 작용하려면 보조인자가 필요하다는 것을 몰랐기 때문이다. 잘못된 이 '진실' 혹은 패러다임은 전체를 고려하지 않고 일부만 확인하고 추출하는 현대의학 및 영양식품학과 맥을 같이한다.

영양에 관한 지식은 크게 증가했지만, 과학자들은 여전히 영양소의 작용기전을 관찰하고 이해하는 능력이 부족하다. 양자과학은 생명 유지에 필요한 비타민이 제대로 기능하려면 반드시 비타민 내부와 주변에 수많은 보조인자가 있어야 한다는 자료를 많이 제시했다. 현미경을 통해서만 볼 수 있거나 가끔은 전혀 보이지 않는 이 보조인자들은 비타민만큼이나 중요한 영양소일 수도 있다.

가장 기본적인 단계에서도 비타민과 미네랄은 보조인자가 없으면 제대로 기능하지 못한다. 이것이 사람이 합성한 영양보충제가 몸이 필요로 하는 영양소를 제대로 공급하지 못하는 이유다. 더구나 사람이 만든 영양보충제는 면역력을 약화시켜 질병이 생기는 환경을 조성하기도 한다. 이것이 영양보충제가 독으로 작용할 가능성이 있다고 주장하는 이유다.

비타민이 병을 치료할 수 있을까?

1911년부터 1950년대까지 새로운 비타민이 계속 발견되면서 의사들은 겉으로 드러나는 증상(예를 들어 출혈은 괴혈병의 증상이고 마비는 각기병의 증상이다)으로 비타민 결핍증을 진단할 수 있게 되었으며, 과학자들은 천연비타민과 합성비타민을 치료에 활용하기 위한 토대를 다졌다.

1940년대 중반, 캐나다의 의학박사 에반 V. 슈트(Evan V. Shute)는 헝가리의 생리학자이자 비타민C를 발견한 얼베르트 센트죄르지(Albert Szent-Gyögyi)가 제시한 비타민 치료법을 직접 실시했다. 슈트와 동료들은 다양한 심혈관계 질환 환자에게 합성비타민E를 다량 처방했다. 비슷한 시기에 노스캐롤라이나주 리즈빌의 의학박사 프레드릭 R. 클레너(Frederick R. Klenner)는 합성한 비타민C를 가지고 소아마비 같은 일부 바이러스 질환을 치료하는 데 성공했다. 1952년에 아브람 호퍼(Abram Hoffer) 박사는 합성비타민C와 합성비타민B_3를 정신분열 치료에 활용해 어느 정도 긍정적인 결과를 얻었다. 이때부터 '비타민 보충제는 약'이라는 생각이 고개를 들었다.

그러나 합성비타민은 천연비타민과 엄연히 다르다. 천연비타민과 동일한 화학구조로 합성된 영양보충제가 탁월하게 증상을 예방하거나 억제할 수도 있지만 심각한 부작용을 유발하는 경우가 더 많다. 합성물질은 자연이 만들었거나 자연의 생산물을 기반으로 만들어지지 않았으며, 인체는 그런 합성물질을 유용한 기본 영양 단위로 인정하지 않고 오히려 외부 물질로 인식해 면역계에서 공격을 하기 때문이다.

그렇다고 해서 합성비타민이 증상을 완화하지 못하거나 치료 효과가 없다는 인상을 주지는 않는다. 실제로는 그 반대 현상이 일어난다. 꼭 치료가 되고 있는 것처럼 보이는 것이다. 혈액에 합성물질이 다량 들어가 인체는 해당 물질에 대한 감수성을 상실할 뿐만 아니라 면역반응이 일으킨 스트레스까지 관리해야 하는데도 말이다. 합성비타민을 장기간 복용한 치료 프로그램이 거의 성공한 경우가 없는 것은 바로 이 때문이다.

겉으로 보이는 증상이 나아졌다고 해서 건강해졌다고 단정 지을 수는 없다. 성공적으로 증상을 없앴는데, 얼마 뒤에 병이 재발하는 경우가 많은 것이 그 증거다. 어째서일까? 질병의 원인을 제대로 치료하지 못했기 때문이다. 건강은 증상을 일으키고 질병을 일으키는 영양소 결핍이 해결되어야 좋아질 수 있다. 그러나 앞에서 지적한 것처럼 합성물질은 영양소의 기본단위가 될 수 없기 때문에 근본적으로 영양소 결핍을 치유할 수 없고, 따라서 건강을 증진하지도 않는다. 합성비타민은 마치 부작용은 적지만 심각하지 않은 증상을 치료하기 위해 소량 사용하는 합성약품과 같다. 이것이 '합성비타민은 건강 증진의 역할을 하지 않는다'고 주장하는 가장 큰 이유다.

비타민 보충제는 응급치료 시에 쓸 수 있기 때문에 많은 건강 전문가들이 약품으로 분류한다. 당연한 일이다. 합성비타민은 사람이 추출해 만든 화학물질로 약품과 비슷하다. 반면, 천연비타민은 합성비타민과 전혀 다르며, 약으로 분류할 수 없다. 천연비타민은 과일, 채소, 기타 식물 같은 식품 및 약효가 있는 자연물로 만들지만 합성비타민은 실험실에서 화학물질을 가지고 화학 과정을 거쳐 만든다. 천연비타민은 제조 과정에서 분자 구조가 흐트러지지 않고 다양한 보조인자들과 시너지 효과를 내기 때문에 영양소 결핍으로 생긴 질병을 치료하고 건강을 유지해준다. 유용하고 효과적인 영양소의 기본단위인 것이다.

합성비타민과 천연비타민은 이렇게 만들어진다

제약회사의 약품이 그렇듯 합성비타민 역시 실험실에서 화학물질을 조작해 만든다. 제약회사가 전매특허를 낸 제조법(몇 가지 화합물을 가지고 10여 단계의 과정을 거친다)은 만들고자 하는 비타민의 분자 구조를 흉내 내도록 고안된 방법이다. 제약회사는 화학물질들을 어떤 식으로 조작해야 약품이 되는지를 잘 안다. 내가 이런 말을 하는 까닭은 합성비타민은 전적으로 화학물질을 이용해 만든다는 것을 강조하고 싶기 때문이다.

합성비타민의 원재료는 '천연'이나 '유기농'일 수도 있다. 하지만 생산 과정을 모두 거친 합성비타민에는 천연이나 유기농이라 이름 붙일 수 있는 물질이 거의 남아 있지 않다. 게다가 생산 과정에서 콜타르나 석유화학 제품을 첨가하기 때문에 독성을 띨 수도 있다.

합성비타민B$_1$을 예로 들어보자. 화학자들은 먼저 콜타르로 비타민을 만들 기본물질(이하 '배지')을 만든다. 그다음에는 콜타르에 염산 같은 물질을 부어 침전물(두 반응 물질이 결합하며 생긴 결과물)을 만들고, 비타민B$_1$과 화학구조가 같은 물질이 나올 때까지 발효를 비롯해 제약회사에서 특허를 낸 다양한 과정, 즉 화학물질을 첨가하거나 특별한 화학반응을 일으키거나 열을 가하거나 식히는 것 같은 과정을 거친다. 마침내 비타민B$_1$과 화학구조가 같은 물질이 나오면 수분을 제거하고 물질의 순도를 측정한다. 이렇게 해서 나온 합성비타민 물질은 유통업자에게 넘어가거나, 또 다른 추가 과정을 거쳐 상품으로 만들 제조업자에게 넘어간다.

제조업자들은 다양한 방법으로 시장에 내놓을 완제품을 만든다. 알약 형태로 만들기 위해 첨가제나 고착제를 필요한 만큼 집어넣는다. 첨가제나 고착제는 독성물질일 수도 있고 아닐 수도 있다. 첨가제 없이 알약으로 만드는 경우도 있고, 소나 돼지의 가죽으로 만든 젤라틴 캡슐에 넣기도 하고, 섬유소 같은 식물성 재료로 만든 캡슐(배지캡)에 포장하기도 한다.

자연식품을 이용한 비타민B_1 보충제는 합성비타민과는 전혀 다른 과정을 거쳐 만들어진다. 우선 추출하고자 하는 비타민이나 영양소가 들어 있는 맥아, 쌀눈 같은 식물을 수확해 깨끗이 씻는다. 씻은 식물을 커다란 통에 넣고 정제수를 붓고 여과기로 걸러 여과액을 모은다. 여과 과정을 거치는 이유는 섬유소처럼 소화가 잘되지 않는 단단한 부분을 제거하기 위해서다. 이렇게 추출한 여과액에는 영양소와 시너지 효과를 내는 보조인자가 모두 들어 있다.

여기서 한 가지, 섬유소는 그 자체로 영양소는 아니지만 인체에 들어갔을 때 아주 중요한 작용을 한다는 사실을 명심하자. 섬유소는 장을 청소하고 장이 활발하게 운동하도록 도와준다. 누구나 섬유소를 많이 섭취하는 건강하고 건전한 식습관을 들여야 한다. 그러나 천연비타민처럼 자연식품을 농축해 제제로 만들 때는 섬유소를 제거해야 한다. 그래야 다른 영양소가 더욱 빨리 효과적으로 체내에 흡수된다. 비타민A를 비롯한 여러 영양소와 섬유소를 한꺼

번에 먹으려면 브로콜리를 먹으라고 추천하는 바이다. 하지만 비타민A를 조금 더 많이 섭취할 필요가 있을 때는 채소로 만든 음료수를 마시거나 자연식품으로 만든 영양보충제를 먹는 게 좋다.

섬유소를 제거한 뒤에는 농축액을 건조시킨다. 농축액은 보통 낮은 온도에서 자연 건조시킨다. 합성비타민처럼 높은 온도에서 건조하거나, 얼리거나, 이산화탄소 같은 화학물질을 넣으면 영양소가 거의 파괴된다.

건조가 끝나고 품질 점검을 거치면 포장을 한다. 자연식품으로 만든 영양보충제 제조업자들은 식물성 섬유소로 만든 배지캡에 건조시킨 가루를 넣거나 알약으로 만든다. 이때 고착제나 감마제, 스테아린산 마그네슘 같은 인공첨가제는 넣지 않는다.

이제 당신은 합성비타민이 천연비타민과는 근본적으로 다르다는 것을 확실히 이해했을 것이다. 살펴봤듯, 합성비타민은 자연이 만든 식품이나 식물 속에 한 번도 머문 적이 없는 순수한 합성물질이다. 합성비타민의 결정 형태는 합성약품이 그렇듯 수천 년 이상 바뀌지 않을 정도로 아주 안정적이다. 그러나 변하지 않는 진실은 자연과 합성비타민은 전혀 관계가 없다는 것이다!

합성비타민은 나쁜 '약'이다

불행하게도 합성비타민을 옹호하는 과학적 토대는 점점 단단해졌다. 인체의 생물학적 청사진을 담고 있는 디옥시리보핵산(DNA)

은 1944년에 발견되었으며, 1년 뒤에는 라이너스 폴링(Linus Pauling) 박사에 의해 현대 분자생물학의 기초가 마련되었다. 폴링 박사는 합성비타민을 대량으로 복용할 수 있는 기반을 다지는 동시에 비타민 복용을 열렬히 주장하는, 특히 합성비타민C를 많이 먹어야 한다고 주장하는 사람이 되었다.

또 다른 이정표는 1954년에 세워졌다. 네브래스카 의과대학교 명예교수인 던햄 하먼(Denham Harman) 박사는 비타민C, 비타민E 같은 항산화제가 자유라디칼을 중성화시켜 수명을 연장한다는 '노화에 관한 자유라디칼 학설'을 세웠다. 하먼 박사의 생각은 단순했다. 전자의 불균형 때문에 생긴 자유라디칼 분자는 DNA를 비롯한 여러 세포 부위를 손상시키는데, 비타민C나 비타민E 같은 항산화제가 자유라디칼 분자와 결합하면 중성화되면서 체내에서 쉽게 배출된다고 생각한 것이다(지금은 비타민C와 비타민E 같은 비타민이 완전한 복합체 형태일 때만 강력한 항산화 작용을 한다는 사실이 밝혀졌다).

1956년에 로저 윌리엄스 박사는 '생화학적·영양학적 개별성'이라는 개념을 발표했다. 엄청난 양의 해부적·유전적·생화학적 자료를 근거로 사람마다 필요한 영양소와 그 양이 다르다는 주장이다. 그는 공식적으로 발표된 '하루 최저 필요량(MDR)'과 '1일 영양권장량(RDA)'을 "실제로는 기준을 만들 수 없는 것을 통계적 기준이라며 제시한 것"이라고 생각했으며 "개인이 저마다 필요한 섭취량을 찾기 위해 노력하는 것만이 유일한 논리적 해법"이라고 했다.

라이너스 폴링 박사도 윌리엄스 박사와 생각이 같았다. 1968년에 폴링 박사는 영양의학을 위한 이론적 토대를 세웠다. 분자생물학을 일반인이 이해할 수 있는 언어로 소개하고, '분자교정의학(Orthomolecular medicine)'이라는 개념을 제시하면서 "생화학적으로 '정상'이라고 여겨지는 물질(합성영양소와 합성비타민을 포함)을 복용해야 한다"고 권고했다.

화학적으로 유도한 영양소는 생화학적 자극을 활성화시키기 때문에 처음에는 과학계에서 "합성물질이 건강에 도움이 된다"고 믿었다는 사실을 기억해야 한다. 그러나 과학계는 면역계와 합성물질이 전쟁을 벌이기 때문에 결국 건강이 악화된다는 사실을 깨닫지 못하고 있었다.

합성영양제는 제약회사에서 만드는 물질에 비하면 아주 약하지만 역시 부작용은 있으며 독소가 있다. 그리고 대부분의 약품이 그러하듯 처음에는 몸에 긍정적인 화학적 변화를 유도한다. 예를 들어 나이아신(비타민B₃)은 혈액 속 콜레스테롤 수치를 낮춘다. 그러나 질병의 증상을 없애는 합성영양제는 '나쁜 약'일 뿐이다. 제약회사에서 만든 영양보충제를 옹호하는 사람들은 그런 보충제가 건강에 도움이 된다고 주장하지만, 실제로는 화학적으로 만든 다양한 물질들만큼 혹은 그보다 더 많이 건강을 해친다. 기간이 걸리더라도 증상을 확실히 뿌리뽑으려면 근본적으로 식습관과 생활

습관을 바꾸어야 한다.

1955년 이후로는 자연식품으로 만든 비타민의 기능을 연구하기 시작했다. 그 결과 천연비타민은 영양소 결핍증을 치료할 뿐만 아니라 의학적으로도 활용 가치가 있음이 밝혀지고 있다. 자연식품으로 만든 비타민 보충제를 복용하면 건강은 현재의 이야기일 뿐만 아니라 미래의 약속이 될 것이다.

'진짜' 비타민은 대체품이 없다

일찍이 1930년대부터 비타민의 정의를 둘러싼 논쟁이 시작되었다. 일부 건강 전문가들은 식품과 식물에서 자연적으로 만들어진 비타민만 진짜 비타민이라고 생각한다. 그러나 비타민을 합성하는 과학자들은 자연이 만든 비타민과 화학구조가 비슷한 합성물질을 비타민이라고 정의했다.

합성비타민 복용에 반대한 천연식품 및 천연약품 옹호자 중에는 유명인사도 있다. 일찍이 천연비타민을 복용하라고 주장한 로열 리(Royal Lee) 박사도 그들 중 한 명이다.

위스콘신주 도지빌 근처에 있는 농장에서 자란 리 박사는 초등학교 때부터 과학과 영양에 관심이 많았다. 열두 살 때는 공책에 생화학과 영양에 관한 정의를 정리했고, 두 주제를 다룬 책을 모으기 시작했다. 1924년에 위스콘신주 마케트 치의대를 졸업한 리 박사는 '영양소의 중요성'에 특히 관심이 많았다. 1923년에 그가 작성한 논문을 보면 치아 부식과 비타민 결핍의 관계에 관해 간략하게 설명하고, 비타민 섭취의 필요성을 알렸다. 훗날 리 박사는 식품에 합성영양제를 첨가하려는 사람들과 용감하게 맞서며 식품에 합성비타민을 포함하는 것이 얼마나 위험한지를 분명히 보여주었다. 지금도 리 박사는 '전통 자연의학(natural medicine)을 보존하기 위해 노력했고, 용기 있게 헌신했다'는 평가를 받고 있다.

비타민을 둘러싼 논쟁은 지금도 계속되고 있다. 논쟁의 핵심은 '사람이 만든 합성비타민도 비타민으로 볼 것인가, 자연식품을 기반으로 하는 비타민만 진짜 비타민으로 볼 것인가'이다. 흥미롭게도 사람들은 화학자의 정의를 더 많이 받아들이고 있는 것 같다.

많은 사람이 비타민에 관한 화학자들의 정의를 받아들이는 이유는 1930년대에 소개된 뒤 우리 사회에 강하게 뿌리를 내린 '화학을 통해 더 나은 삶을 살 수 있다'는 믿음 때문이다. 그 무렵 화학과 기술은 못할 일이 없어 보였다. 화학자들의 업적을 직접 목격한 사람들은 화학에 매혹되었고, 천연과 합성의 경계는 점차 모호해졌다. 이러한 현상은 오랜 시간에 걸쳐 형성된 집단의식의 일면이기 때문에 사실 놀랄 일은 아니다. 영양보충제 업계는 해마다 수십억 달러를 벌어들이면서 대중의 의식에 영향을 미치고 그 의식이 바뀌지 않게 하기 위해 해마다 수백만 달러를 투자해오지 않았는가.

화학자들은 분자 수준에서 천연비타민과 비슷한 부분이 있으면 비타민 추출물도 비타민이라고 정의한다. 하지만 자연이 만든 식품 속에는 화학자가 분석할 수 없는 4가지 요소가 있다. 호르몬(hormone), 산소 함량(oxygen content), 식물성 화학물질(파이토케미컬phytochemical), 효소(enzyme)가 그것이다. 내가 근무하는 히포크라테스건강연구소에서는 이 요소들의 영문 첫 글자를 따 'H.O.P.E'라고 부른다. 신체의 영양적·전자기적 필요조건을 채우고, 건강을 지키고, 세포가 제대로 기능하는 데 꼭 필요한 요소들이다. 이 요소들은 비타민과 미네랄의 활동을 조절하기 때문에 비타민과 미네랄만큼 중요하지만, 그렇게 생각하는 화학자들은 많지 않다.

화학자들이 제시한 비타민의 정의에 찬성하지 않는 사람들은 비타민은 식물과 식품에 들어 있는, 자연이 만든 살아 있는 물질 속에서만 만들어진다는 것을 이해하는 사람들이다. 이들은 분자 구조가 비슷하다는 이유로 합성비타민도 비타민이라는 주장을 받아들이지 않는다. 플라스틱으로 만든 식물 모형을 생각해보자. 생긴 모습은 분명히 식물이지만, 그 모형을 진짜 식물이라고 할 수 있을까? 살아 있는 비타민과 죽은 비타민의 차이는 삶과 죽음만큼이나 크다.

그러면 비타민의 일부만 추출해 화학적으로 합성한 물질을 진짜 비타민이라고 할 수 있을까? 이는 반드시 대답해야 하는 아주 중요한 문제다. 어쩌면 80여 년 동안 천연비타민 생산자들과 합성비타민 생산자들이 꾸준히 제기해온, 겉으로 드러나지 않았던 논쟁

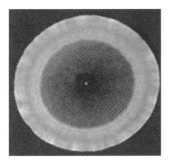

합성비타민C(아스코르빈산)
전형적인 아스코르빈산 고리. 생명활동을
하는 성분이 없다.

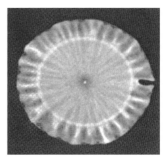

천연비타민C(아세로라)
경계가 울퉁불퉁하고, 진한 방사 모양이
보인다. 내재성 인자(intrinnsic factor),
비타민, 효소가 활발하게 활동하고 있다
는 증거다.

을 처음으로 살펴보는 기회일 수도 있다. 이 책이 '진짜 비타민'의
정의를 깨닫고 이해하는 데 도움이 되면 좋겠다.

위쪽의 크로마토그래피 사진을 보자. 크로마토그래피 기술은 뉴
욕 스프링 밸리에 있는 생화학연구소에서 끝없이 노력한 에렌프리
드 E. 파이퍼(Ehrenfried E. Pfeiffer)와 그의 동료들 덕분에 활용할
수 있게 되었다.

이 크로마토그래피는 "식품에 첨가하는 합성비타민과 무기농
물질은 자연이란 연구실에서 여러 가지 천연보조인자를 적절하게
섞어 만든 비타민과는 본질적으로 다르다"는 사실을 보여준다. 이
는 화학 분석 결과가 동일하다고 해도 사람은 자연이 만든 것을
흉내 낼 수 없다는 뜻이다.

만일 사람들이 천연비타민과 합성비타민은 영양학적으로 다르

다는 사실을 인정하고 자연을 흉내 내려는 노력을 이쯤에서 멈춘다면 인류의 영양학적 복지는 분명 크게 개선될 것이다.

천연비타민을 섭취하려면 무엇보다 전 세계적으로 토양의 질을 개선하고 식품에서 빠져나간 영양소를 보충하는 일이 시급하다(유기 농가도 마찬가지다). 토양의 질을 개선하려면 윤작(같은 땅에 여러 농작물을 해마다 바꾸어 심는 일)을 하고 유기농법을 주요 농업기술로 채택해야 한다.

수십 년 동안 파괴돼온 토양이 복구되어 건강해지기까지는 오랜 시간이 걸릴 것이다. 그때까지 우리가 할 수 있는 일은 합성영양제가 아닌, 자연으로 만든 제대로 된 영양보충제를 먹는 것뿐이다. 토양을 보존하는 유기농법으로 재배한 식물로 만든 것을 말이다.

천연이든 합성이든
영양제는 몸에 들어가면
매한가지다?

내가 있는 연구소는 지난 20여 년 동안 영양학의 역사에 독특한 족적을 남길 만한 실험을 진행해왔다. 우선 합성영양제를 먹고 있던 1만 1000명의 혈액을 고배율 현미경으로 관찰하고, 자연식품으로 만든 영양보충제와 자연식품만을 섭취하는(우리 연구소는 이 식단이 세상에서 가장 훌륭한 식단이라고 자부한다) 입주 프로그램을 3주간 진행한 후에 혈액 속 영양소의 양을 측정했다. 특히 세포의 건강도를 나타내는 적혈구와 백혈구의 수적 변화를 관심을 가지고 비교했다. 두 혈구가 증가하면 건강해진 것이고, 줄어들면 영양소 흡수에 장애가 생기고 세포에 영양결핍증이 생기는 것을 의미한다.

그 실험으로 얻은 결과는 20년 동안 한 번도 바뀐 적이 없었다. 1만 1000명의 혈액을 검사하니 제약회사에서 만든 합성영양제는 거의 흡수되지 않고 혈액 속에 남아 있었다. 또한 어떤 영양소가 흡수되는지를 알아보려고 스펙트라셀 기술(Spectracell technology)로 백혈구를 조사한 결과 합성영양제를 섭취해온 사람들의 세포는 3주간의 입주 프로그램을 마친 뒤보다 프로그램을 하기 전에 영양소 결핍 정도가 더 심했다.

자세히 말하면, 연구소에 입소하기 전까지 합성비타민을 복용한 사람 중 75%가 프로그램을 마친 뒤에 영양 상태가 크게 향상되었다. 3주라는 짧은 시간 동안 영양소 결핍이 개선된 것이다. 이는 화학연구소에서 만든 영양보충제는 복용할 필요가 없다는 것을 뜻한다. 또한 인체는 천연영양소를 흡수하고 저장하는 것만으로 면역계를 활성화하고 건강을 회복하는 놀라운 능력을 가졌음을 발견한 것이다.

합성영양제를 듬뿍 먹어온 사람이 여러 가지 약물중독 증세를 보인다는 사실도 알아냈다. 내 눈으로 직접 확인한 충격적인 경우만도 수십 건이 넘는다. 정맥으로 영양소를 주입하는 것을 포함해 더 이상 합성영양제를 복용하지 않자 금단증세로 사시나무 떨 듯 떠는가 하면, 눈동자가 뒤로 돌아가고 비 오듯 땀을 흘리는 사람도 있었다. 정말 무시무시한 광경이었다. 딱히 아픈 곳이 있어서 그런 것은 아니었다. 그저 합성영양제가 독소로 작용한 증거일 뿐이었다.

이 임상실험을 통해 우리는 자연물질과 합성물질이 인체에 미치는 생물적 효과를 확인할 수 있었으며, "천연영양소와 천연영양소를 모방한 합성영양소의 분자 구조는 다르지 않다"는 화학자들의 주장과 달리 두 물질은 엄연히 다르다는 것을 확인할 수 있었다.

2002년 〈화학정보 및 컴퓨터과학 저널(the Journal of Chemical Information and Computer Science)〉에는 천연화합물과 합성화합물의 분자적 차이를 기술한 논문 '약물, 천연제품, 합성화학으로 만든 분자의 차이(Differences Between Drugs, Natural Products, and Molecules From Combinatorial Chemistry)'가 발표되었다. 논문의 공동 저자인 캐나다의 미클로스 페헤르(Miklos Feher)와 조너선 슈미츠(Jonathan Schmidt)는 "천연분자는 합성분자와 본질적으로 다르다"고 단정 지었다. 두 사람은 "기존의 연구들은 천연제품과 천연제품 파생물, 천연요소와 합성요소를 모두 포함하는 분자를 구별하는 데 실패했다"면서 3가지 물질(합성제약, 천연물질과 합성물질이 모두 들어 있는 화합물, 순수한 천연물질)을 동시에 비교하는 연구를 진행했다. 그 결과 천연물질은 알려진 것보다 훨씬 다양하고 특별한 방식으로 생명활동에 관여한다는 것을 발견했다. 인체에 미치는 유익성은 합성물질과 일부만 천연인 물질은 순수한 천연물질을 전혀 따라잡지 못했다.

천연분자가 훨씬 뛰어난 기능을 발휘하는 이유는 4배나 많은 '비대칭 중심(chiral center)' 때문이다. 정사면체 구조의 분자는 핵에 결합하는 4개의 원자 또는 원자단이 모두 다를 때 비대칭성이 되는데, 이때 정사면체의 중심에 있는 분자를 '비대칭 중심'이라고 한다. 비대칭 중심은 분자가 인체에 흡수될 수 있도록 물질을 결합시키는 역할을 한다.

순수한 천연물질에는 합성물질이나 일부만 천연인 물질보다 무거운 원자가 훨씬 많고, 산소 원자도 2배가량 더 많다. 이런 원자들의 확산 속도는 순수한 천연물질, 합성물질, 일부만 천연인 물질이 모두 다른데 천연물질이 훨씬 유익한 방식으로 확산된다. 광합성과 여러 탄수화물을 만드는 방식도 천연제품의 산소 함량을 높인다. 이 같은 특성이 천연분자를 훨씬 효율적으로 흡수되고 확산되게 하기 때문에 천연분자는 합성분자보다 생명활동이 활발하고 건강에도 크게 도움이 될 수밖에 없다.

천연영양소와 합성영양소의 분자가 다르다는 또 다른 근거는 뉴욕 록펠러대학교 세포 및 분자생물학자인 군터 블로벨(Gunter Blobel) 박사가 찾았다. 블로벨 박사는 이 업적으로 1999년에 노벨 생리학상을 받았다.

박사는 "단백실에는 어떤 세포에 붙어 흡수될 것인지를 결정하는 고유 신호(정보)가 있다"면서 "영양소는 그저 영양이 부족한 세포를 찾아 몸속을 하염없이 떠돌아다니는 것이 아니라 영양소마다 고유한 주소와 우편번호가 있어 주소와 우편번호가 같은 세포를 향해 직접 이동한다"고 했다. 이는 생명체가 구축한 자연의 운송체계라 할 수 있는데, 실험실에서 합성한 물질은 이 같은 자연의 운송체계를 흉내 내지 못한다. 이런 효율적이고 명료한 운송체계 덕분에 천연영양소가 합성영양소보다 훨씬 흡수가 잘되고 생체이용률이 높은 것이다.

신체의 윤활유로서 중요한 항산화제로 알려져 있는 비타민E를 비교해보면 이 점을 더욱 분명하게 확인할 수 있다. 1998년 〈분자교정의학지(Orthomolecular Medicine)〉에 실린 논문 '의학에서 산화 스트레스와 항산화제에 관한 최신 발견들(Recent Advances in Oxidative Stress and Antioxidants in Medicine)'에서 존 스미디스(John Smythies) 박사는 다음과 같이 주장했다.

> 비타민E가 심장마비를 효과적으로 예방하려면 천연비타민E를 하루에 400~800mg 정도 먹어야 한다. 합성비타민E는 효과가 좋지 않다. 천연비타민E에는 다양한 알파토코페롤(alpha tocopherol) 입체이성체가 들어 있지만, 합성비타민E에는 하나밖에 없다. 이는 중요한 차이점이다.

비타민 연구의 선구자인 로열 리 박사는 "영양소, 효소, 조효소, 항산화제, 미량원소가 공동 작업을 수행해야 진짜 비타민이다"라고 했다. 비타민은 생물적 복합체다. 비타민이 유용한 역할을 수행하려면 세포 환경의 다양한 변수를 가진 다양한 단계에서 생화학적 상호작용이 일어나야 하며, 모든 보조인자가 포함된 비타민복합체로 존재하고 활동하면서 시너지 효과를 내는 것이 필수다. 상업적으로 시판하기 위해 단독으로 분리된 비타민은 세포 안에서 제 기능을 수행하지 못한다. 몸에 들어가면 오히려 독소로 작용하는데, 면역계를 교란해 결국 질병을 일으킨다. 그렇기 때문에 합성물질은 더 이상 비타민이라고 할 수 없다.

미국 환경의학학회(the American Academy of Environmental Medicine)를 1965년에 공동 설립한 테론 랜돌프(Theron Randolph) 박사는 일반 예방의학뿐만 아니라 식품과 화학알레르기 분야에서 선도적인 연구를 수행하고, 300편이 넘는 의학 논문과 4권의 책을 쓴 권위자다. 박사는 합성영양소와 천연영양소의 차이를 명료하게 설명했다.

합성물질과 천연물질의 화학구조가 같다고 해도, 천연물질을 먹었을 때 아무렇지 않았던 사람이 합성물질을 먹었을 때는 화학적으로 민감한 반응을 일으킬 수 있다. 이는 합성비타민에 대한 반응을 연구하는 임상실험에서 자주 확인된다. 특히 천연물질을 먹었을 때는 전혀 문제가 없는 비타민B₁과 비타민C의 경우가 그렇다.[팀 오시(Tim O'Shea), '천연비타민: 아스코르빈산은 비타민C가 아니다(Whole Food Vitamins: Ascorbic Acid Is Not Vitamin C)']

이해하기 힘들겠지만, 합성물질과 천연물질의 화학구조를 잠깐 설명하겠다. 천연비타민의 일부를 추출해 만든 합성비타민은 L형과 D형으로 나뉜다. L형은 분자의 회전 방향이 왼쪽이고 D형은 오른쪽이며, 서로가 서로에게 기하학적 거울상이다. 영양소 분자의 기하학적 형태는 영양소의 생체이용률에 아주 중요하다.

왼쪽과 오른쪽으로 나뉘는 분자의 회전 방향을 '분자의 비대칭성(chirality)'이라고 한다. 비타민 같은 유기분자는 비대칭성이다. 복잡한 분자는 대부분 비대칭성이다. 비대칭성은 분자가 생명체에 작용할 때 아주 중요한 역할을 한다.

간단히 분자의 비대칭성을 살펴보자. 4개의 팔이 각기 다른 원자와 결합한 탄소가 있다. 이 분자가 D형이다(분자의 회전 방향이 오른쪽). 그러나 이 분자를 화학적으로 합성하면 이 형태가 거의 나오지 않는다. 설사 합성영양소나 합성비타민이 D형으로 만들어졌다고 해도 효소나 미네랄, 다른 보조인자와 함께하지 않기 때문이다. 그런 보조인자는 오직 천연물질에만 들어 있다. 비타민 보충제가 자연 그대로의 상태를 유지해야 보조인자와 함께 D형 비타민을 먹을 수 있는 것이다.

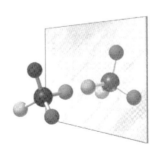

L형 합성비타민과 D형 합성비타민은 서로에게 기하학적 거울상이다.

미네랄에도 비타민과 같은 원리가 적용된다. 토양에서 영양소가 빠져나가면서 많은 사람들이 크롬 결핍증을 겪고 있는데, 자연 상태에서 크롬은 당뇨 예방에 도움이 되는 포도당 내당성 인자(GTF)를 함유하고 있다. 유기농소비자협회에 의하면, 포도당 내당성 인자는 단일 요소가 아니라 건강을 유지하고 질병을 예방하는 여러 요소를 한꺼번에 지칭하는 용어다. 그러나 합성크롬은 자연 상태의 크롬과는 다르다. 2007년 3월 유기농소비자협회 홈페이지에 실린 기사 '천연 혹은 자연식품 보충제 VS. 추출한 화학물질(Natural or Whole Food Supplement vs. Isolated Chemical Compounds)'에는 "시장에서 판매하는 크롬 제품은 대부분 피콜린산 크롬으로, 실험실에서 추출한 단일 성분이다"라는 글이 실렸다. 이러한 주장을 한 과학자는 "합성크롬에는 포도당 내당성 인자가 없다"면서 "합성크롬을 복용하는 것은 현명하지 않다. 건강에 도움이 되지 않을뿐더러 돈을 낭비하는 일이다"라고 했다.

우리 몸은 합성영양제를 외부 물질로 인식한다. 침략자이기 때문에 생존을 위협한다고 느끼는 것이다. 외부 물질이 들어오면 우리 몸은 침략자에 맞서기 위해 면역을 담당하는 백혈구를 내보낸다. 합성영양제를 물리치는 데 많은 백혈구가 투입되면 정말로 맞서 싸워야 하는 해로운 미생물(바이러스와 세균), 스피로헤타(Spirochetes, 라임병을 일으키는 특이한 나선형의 가늘고 긴 미생물), 암을 유발하는 돌연변이 세포에 적절하게 대응하지 못하게 되고 그 영향으로 병에 걸릴 확률은 훨씬 높아진다.

신체조직과 기관에서 독성물질을 배출하는 기능도 합성물질은 천연물질에 비해 훨씬 떨어진다. 많은 필수비타민과 미네랄이 해독 작용과 면역력 강화 작용을 한다. 비타민C는 강력한 해독제다. 고기를 조리할 때 생기는 부산물로서 소화기에 암을 일으킨다고 알려진 니트로사민(nitrosamine)을 몸 밖으로 내보내는 기능을 비교한 연구에서, 합성비타민C는 천연비타민C와 달리 니트로사민을 의미 있는 수준까지 제거하지 못했다. 이 연구 결과는 1994년 〈터프츠 대학교 건강과 영양 보고서(Tufts University Health and Nutrition Letter)〉에 실려 있다. "자연 상태에서 만들어진 비타민은 식품에 들어 있는 수백, 심지어 수천에 이르는 다양한 생화학물질과 복잡하게 상호작용한다." 천연비타민이 합성비타민보다 훨씬 효과적인 이유는 바로 이 시너지 효과 때문이다.

믿고 싶지 않겠지만, 현재 세계 곳곳에서 시판되는 비타민C는 대부분 추악한 진실을 담고 있다. 합성비타민C는 감기 같은 질병을 예방하기는커녕 신체조직과 면역계 같은 중요한 부위에 또 다른 독성으로 작용한다. 식품에서 추출한 천연비타민이라고 해도 보조인자 없이 먹으면 효과가 없다.

식품에서 한 가지 비타민만 추출하는 것은 그 비타민이 제대로 기능하는 데 필요한 보조인자를 인위적으로 없애는 것과 같다. 예를 들어 오렌지에서 비타민C(아스코르빈산)만 추출하면 비타민C가 완벽하게 기능하는 데 필요한 바이오플라보노이드(bioflavonoid)를 섭취하지 못하게 된다. 아스코르빈산이나 비타민C 일부를 추출하거나, 비타민과 보조인자를 따로 먹는 것보다 식품을 온전히 농축해 먹는 것이 훨씬 좋다. 로라 메이슨 스카보로(Laura Mason-Scarborough) 박사는 통합소아학협회(Holistic Pediatric Association) 웹사이트에 올린 글에서 천연비타민과 합성비타민의 차이를 이렇게 설명했다.

"비타민C라고 적혀 있는 합성영양제를 구입하면 무엇을 먹게 될까? 소비자는 비타민C의 일부인 아스코르빈산과 정제된 옥수수 당을 먹게 된다. 아스코르빈산은 인체에 아주 강력한 작용을 하는데, 그 역할은 영양소라기보다는 약에 가깝다."

합성비타민C는 천연비타민이 제공하는 생체이용률과 면역력 강화 작용을 일부만 제공한다. 이 같은 사실을 직접 확인하고 싶다면 감기 기운이 느껴질 때 간단한 테스트를 해보라.

우선, 비타민C가 가장 많이 농축되어 있는 암라베리(Amla berry)에서 직접 추출해 만든 천연비타민C를 권장량만큼 먹는다. 그리고 매일 증상이 어떻게 변하는지 기록한다. 꾸준히 정기적으로 천연비타민C를 먹으면 감기에 걸리는 횟수가 줄어들고 감기에 걸려도 증상이 약할 뿐만 아니라 감기에 걸릴 기회조차 없을 수 있다. 꾸준히 합성비타민을 먹어온 사람이라면 합성비타민C와 천연비타민C를 복용했을 때 어떤 차이가 있는지를 비교해보자. 직접 이 테스트를 해본 사람들은 엄청난 차이가 있다며 놀라워했다. 물론 천연비타민C가 합성비타민C보다 월등히 뛰어났다.

합성물질이 우리 몸에 얼마나 쓰일까?

어째서 자연이 만든 비타민만이 부작용 없이 건강에 좋은 효과를 나타내는 걸까? 가장 큰 이유는 자연이 만든 비타민의 생체이용률이 월등히 높기 때문이다.

식품에 들어 있는 영양소를 몸이 쉽게 소화하고 흡수하는 것을 '생물이 영양소를 생물학적으로 이용했다'라고 표현한다. 천연비타민과 합성비타민을 비교한 실험들은 합성비타민은 천연비타민에 비해 생체이용률과 활성도가 낮다는 것을 증명한다.

흔히 사람은 소화 흡수에 능숙하기 때문에 무엇을 먹든 우리 몸은 영양소를 잘 흡수할 수 있다고 생각하지만, 그렇지 않다. 사람의 소화기관은 유인원이나 초식동물처럼 복잡하다. 특히 성인의 소화관은 길이가 11m 정도인 관으로 좁은 복강 안에 돌돌 말려 구겨진 채로 들어가 있다. 섭취한 음식을 소화관이 제대로 분해하고 흡수하기 위해서는 영양소가 풍부한 음식을 먹고, 장내에 유익한 미생물을 많이 보유해야 한다.

그러나 인체는 합성화학물질을 '소화'시키지 못한다. 비타민E에 관한 연구들을 보자. 1998년 오리건주립대학교 라이너스폴링연구소의 과학자들은 자원자들에게 천연비타민E와 합성비타민E를 각각 150mg씩 복용시킨 뒤에 소변검사를 했다. 그 결과 합성비타민 E의 검출량이 훨씬 많았다. 이스트테네시주립대학교 영양연구소 소장인 로버트 아커프(Robert Acuff) 교수는 이처럼 천연비타민E와 합성비타민E를 비교한 연구 30건을 분석했는데, 천연비타민E가 생체이용률과 활성도 면에서 합성비타민E보다 최소한 2배 이상 건강에 좋다는 결론을 얻었다.

어떤 영양소든 소화가 되지 않으면 소용이 없을뿐더러 위험할 수도 있다. 또한 소화력이 약하면 음식에서 필요한 영양소를 제대로 흡수할 수 없기 때문에 비만이나 다른 건강상의 불균형 현상이 나타날 수 있다. 영양소의 소화 흡수율을 향상시키고 몸의 기능을 강화하는 가장 좋은 방법은 질 좋은 음식으로 영양소를 풍부히 섭취하고, 모자라는 영양소는 천연의 영양보충제로 섭취하는 것이다.

앞서 소개했던, 합성비타민과 천연비타민 편광 실험을 생각해보자. 그 실험에서 생체이용률은 다르게 나타났었다. 천연비타민에 광선을 쏘이면 분자의 회전 방향 때문에 빛이 오른쪽으로 꺾이고, 합성비타민은 빛이 둘로 갈라져 반은 왼쪽으로 꺾이고 반은 오른쪽으로 꺾인다. 합성비타민 분자의 절반은 생물이 이용할 수 없는 방향으로 회전하는 것이다. 이것이 합성비타민의 생체이용률과 활성도가 천연비타민의 절반에 불과한 이유다. 왼쪽으로 꺾이는 분자를 인체의 세포가 흡수해 이용할 수 있는 형태로 바꿀 수 없다면 이 50%는 인체에 전혀 도움이 되지 않을 뿐만 아니라 심지어 해로울 수도 있다.

합성영양제 속에는 천연비타민에 들어 있는 보조인자들이 들어 있지 않기 때문에 우리 몸은 합성영양제를 영양소가 아닌 오염물질로 인식한다. 쓸모가 없는 물질이라면 몸 밖으로 배출될 수밖에 없다. 그것을 확인하고 싶다면 이동식 화장실 사업장을 찾아가면 된다. 건설 현장, 야외 공연장, 대중 집회 장소에 가면 어김없이 이동식 화장실이 있다. 조엘 월렉(Joel Wallach) 박사는 《희토류와 금지된 치료법(Rare Earths, Forbidden Cures)》에서 미시건주 그랜드래피즈(Grand Rapids)에서 이동식 화장실 사업을 하는 친구에게 들은 이야기를 전했다.

"행사가 끝나고 이동식 화장실을 청소하다 보면 바닥에 가라앉은 수천 개의 비타민과 미네랄 알약을 볼 수 있다네."

"그것이 비타민이나 미네랄 제제인지 어떻게 아는가?"

"원어데이, 센트룸 같은 글자가 선명하게 남아 있거든."

그런데도 실험실에서 비타민의 일부만 추출해 만든 합성물질을 '진짜 비타민'이라고 여길 것인가? 그런 합성물질이 자연이 만든 비타민처럼 영양분을 제공할 수 있다고 믿겠는가? 이 물음에 당신은 "천만의 말씀"이라고 대답하길 바란다.

지난 세기에 우리는 "합성물질은 천연영양소보다 뛰어나기 때문에 충분히 대체물질이 될 수 있다"는 믿음을 형성하고 지키는 데 상당한 시간을 할애했다. 이 같은 그릇된 개념은 주로 저급한 건강기능식품을 팔아 이익을 얻으려는 사람들이 조장한 마케팅 전략에 의해 널리 퍼졌다.

화학은 우리에게 많은 이득을 주는 게 사실이다. 하지만, 그러나 식품과 영양 분야에서만큼은 '아니올시다'다.

합성산업이 팽창한 만큼 음모도 많았다

합성물질에 관한 믿음은 20세기 초반의 몇십 년 동안 '화학이 삶을 더 나아지게 할 수 있다'는 확신과, 과학이 자연을 개선하고 태양이 만든 영양소를 똑같이 만들어낼 수 있다는 희망에서 시작되었다.

실험실에서 제일 먼저 만든 영양소는 비타민C다. 1933년, 스위스의 제약회사 호프만라로슈(Hoffman-LaRoche. 간단히 '로슈'라고 부른다)가 오렌지 껍질에서 아스코르빈산을 추출해 처음으로 합성비타민C를 만들었다. 이때 만든 아스코르빈산은 비타민C의 효능을 내는 데 필요한 보조인자가 전혀 없는 단일 물질이었지만, 산업계에 종사하는 화학자들은 아스코르빈산이야말로 인체에 가장 도움이 되는 비타민C의 활성인자라고 주장했다.

로슈에 합성비타민C를 대량 생산할 수 있는 방법을 제시한 사람은 타도이츠 라이히슈타인(Tadeusz Reichstein. 1950년 노벨 생리의학상 수상)이다. 로슈는 비타민C를 일단 시장에 소개하고 판매가능성을 알아보기로 했는데, 합성비타민C 판매량이 꾸준히 늘어

나자 상업적으로 충분히 성공할 수 있다고 믿고 대량생산 체제를 구축했다.

그렇게 합성비타민C는 제약회사에서 합성하고 대량 생산한 13가지 합성영양소 중에서 제일 먼저 등장하게 되었으며, 사람의 몸을 치유하고 유지하는 식물영양소를 만드는 자연의 역할을 제약회사가 대신할 수 있다는 생각을 널리 퍼뜨리는 전령사 역할을 했다.

합성비타민의 인기가 처음부터 높았던 것은 아니다. 처음에 합성비타민을 먹는 사람은 많지 않았다. 그러나 2차 세계대전 기간에 정부가 전투식량과 병사들 급식에 합성비타민C를 넣자 기업도 자사 제품에 합성비타민을 첨가하기 시작했다. 2차 세계대전이 끝나고 합성비타민이 널리 보급되면서 건강기능식품 판매점과 약국에서 합성비타민 제품을 적극적으로 판매했다. 이 무렵부터 기업은 대중에게 '영양 강화'의 중요성을 알리기 시작했다. 결국 영양소 첨가식품과 합성비타민을 많은 사람들이 찾게 되었다.

비타민C에 이어 1938~1947년에는 비타민A, 비타민B$_1$, 비타민B$_2$, 비타민E, 비타민K$_1$가 만들어졌다. 이 무렵 미국이 전시에 병사들 식량에 영양을 강화했다는 사실이 알려지면서 국제적으로 합성비타민에 관한 관심이 증가했다. 1950년대부터는 더 많은 사람들이 비타민에 관해 알게 되고 비타민 보충제를 구입할 경제력이 생기면서 비타민 제품을 일상적으로 복용하게 되었다.

건강기능식품과 의약품을 제조하고 유통하는 많은 회사들은 합성비타민을 만들어 다양한 이름으로 팔기 시작했다. 이런 회사들에 합성비타민 물질을 공급하는 제조사는 한두 곳뿐이었다. 들어간 재료의 양에 따라 회사마다 제품의 효능을 각기 다르게 선전했지만, 소비자에게 정확히 어떤 차이가 있는지는 알려주지 않았다. 합성비타민이 일상 식품으로 성장하자 가격은 내려갔고, 더 많은 소비자가 싼 가격에 매일 영양보충제를 먹을 수 있게 되었다.

영양보충제 시장이 커지면서 식품에 합성영양소를 첨가하고 비타민을 만들고 판매하고 라벨을 붙이는 일을 포함한 비타민 산업을 몇십 개 화학·의학 회사가 통제해온 것이 사실이다. 이런 상황에서 음모가 개입될 여지는 없었을까? 아니면 음모가 있었는데, 우리가 모르는 걸까? 이는 가볍게 넘길 수 있는 일이 아니다.

합성비타민 업계에 음모라는 말을 처음 사용한 곳은 미국 법무부였다. 1999년 5월 20일, 미국 법무부 소속 조엘 클레인(Joel Klein) 검사는 거대 기업인 호프만라로슈 기업을 비롯해 여러 제약회사와 화학회사가 주도하는 기업연합에 10억 달러에 가까운 벌금을 구형하면서 그 이유를 다음과 같이 제시했다.

이 비타민 기업연합은 지금까지 적발한 그 어떤 단체보다 세력이 크고 해로운 공정거래사범 집단이다. 이 범죄 집단의 범법행위는 미국 내 거의 모든 소비자(비타민을 먹거나 우유를 마시거나 시리얼을 먹는)의 재정 상태를 해롭게 했다.

이 범죄 집단이 저지른 일은 놀랍다. 거의 10년 동안 자신들의 제품을 철저하게 통제하면서 가격을 담합하고 판매량을 할당하고 소비자를 분배했으며, 심지어 자신들의 힘을 과시하기 위해 미국 내 판매 가격을 조작하는 등 극도로 정교하고 교묘한 음모를 꾸며왔다. 음모자들은 가격을 결정하고 시장을 분할하기 위해 1년에 한 번씩 회의를 열었고, 자신들의 불법적인 책략을 준수하기 위해 후속 회의도 열었다.

이들이 음모를 유지하기 위해 오랜 기간 동안 엄청난 노력을 해왔다는 것은 불법적인 행위로 벌어들인 수익과 미국 경제에 끼친 해악이 어마어마하다는 사실을 반영한다.

식품회사와 비타민 보충제 제조회사는 '더 많은 합성영양제와 영양강화식품이 건강에 더 좋다'는 거짓을 전파하기 위해 협력하고 있다. 합성물질은 인체에 좋은 영향을 미칠 수 없다는 것을 알면서도 말이다.

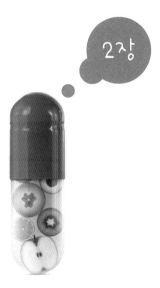

2장

오메가-3와 비타민,
어떻게 보충해야
건강하게 잘살 수 있을까?

오메가-3는
기름의 오염 여부를
따져 먹어라

영양보충제도 유행이 있다. 유행을 감지한 제약회사들은 특정 질병이 이슈가 될 때마다 자사 제품이 최후의 해결책인 양 선전한다. 최근에는 생선기름으로 만든 오메가–3지방산을 심장 질환과 정신 질환에 특효약인 것처럼 선전하면서 소비자들의 지갑을 열게 하고 있다.

진실을 얘기하면, 사람들의 오메가–3 섭취량은 적지 않다. 그런데도 오메가–3 제조업자들은 생선기름으로 만든 오메가–3 보충제만이 우리가 오메가–3를 섭취할 수 있는 유일한 방법이라고 말한다. 문제는, 생선기름이다. 그 이야기를 하기 전에 오메가–3의 역할을 알아보자.

오메가–3지방산은 몸과 마음이 제대로 기능하려면 반드시 있어야 하는 필수지방산(EFA: Essential Fatty Acid)이다. 오메가 – 3 같은 필수지방산은 심혈관계, 생식계, 면역계, 신경계의 기능을 돕는 역할을 한다. 자세히 말하면 심장박동, 혈압, 혈액 응고, 출산, 수태 등에 관여하고 면역력을 높여 염증과 감염을 막는다. 신경을 발달시키고 감각계 형성에도 도움을 주기 때문에 유아는 물론 태아와 젖을 먹는 갓난아기의 성장에 꼭 필요하며, 임산부도 적정량을 섭취해야 한다. 또한 체내에서 지방을 운반하고, 혈당을 안정화시키고 식욕을 억제하고 심장을 보호한다고 알려진 프로스타글란딘(prostaglandin)의 생성을 돕는다. 하지만 체내에서 생성되지 않기 때문에 반드시 음식으로 섭취해야 한다. 호두나 녹황색 채소를 먹음으로써 충분히 섭취할 수 있다.

　필수지방산 중에서도 오메가 – 3는 '좋은 지방'이라는 평가를 받고 있다. 오메가 – 3가 건강을 증진하고 질병을 예방한다는 임상 증거들은 많다. 뇌, 신경, 피부, 혈관, 면역 기능에 꼭 필요한 영양소로서 관절염·암·심장병·다발성경화증·섬유근육통·체중 증가·주의력결핍장애·알츠하이머·우울증·뇌졸중·당뇨·피부 질환 등을 치료하고 예방한다고 여러 연구 결과들이 밝히고 있다. 세포가 최상의 영양소를 흡수하고 해로운 물질을 배출하려면 세포막을 만들고 보수해야 하는데 그때도 오메가 – 3가 반드시 필요하며, 알츠하이머 뇌 병변을 막아 알츠하이머병을 치료하고 예방한다는 연구 결과도 있다. 이러한 근거 자료들을 토대로 미국 식품의약품국은 오메가 - 3를 '건강한 지방' 목록에 집어넣었으며, 심장 질환 관련 단체들도 '권장 영양소'로 인정했다.

돼지비계나 버터에 들어 있는 동물성 포화지방산과 달리 오메가 - 3는 고도불포화지방산이다. 포화지방산과 고도불포화지방산은 지방산을 구성하는 탄소 사슬과 결합한 수소 원자의 수를 나타내는 말이다. 포화지방산과 달리 고도불포화지방산은 상온에서도 냉동실에 보관해도 액체 상태를 유지한다. 올리브 오일 같은 단일불포화지방산은 상온에서는 액체이지만 냉장고에 넣으면 단단하게 굳는다.

적당히 먹는다면 지방산은 모두 몸에 좋지만 오메가 - 3지방산이 건강을 증진하고 질병을 예방하는 능력은 타의 추종을 불허한다. 영양학적으로 중요한 오메가 - 3로는 알파리놀렌산, 에이코사펜타엔산(EPA), 도코사헥사엔산(DHA)이 있다.

오메가 - 3지방산은 아주 다양한 식품 속에 들어 있다. 가장 인기가 있는 식품은 육류지만, 그리 추천하고 싶지 않다. 그럴 만한 이유가 있는데, 잠시 뒤에 그 이유를 살펴볼 것이다. 식물 중에는 치아(chia)씨, 라즈베리씨, 호박씨, 호두, 대마씨, 아마씨, 새싹, 바닷말, 녹조류, 갈조류, 곡물 가루, 앵초 오일, 브라질너트, 참깨, 아보카도, 발아한 씨앗, 녹황색 채소(케일, 시금치, 겨잣잎, 콜라드 잎)에 많이 들어 있다.

오메가 - 3를 충분히 섭취하지 않거나 불균형한 섭취를 했을 경우에는 심장병, 암, 인슐린 저항성, 천식, 낭창, 정신분열증, 우울증, 산후우울증, 노화 촉진, 뇌졸중, 비만, 당뇨, 관절염, 주의력결핍장애, 알츠하이머병 같은 심각한 문제가 생길 수 있다. 오메가‒3 결핍을 주의력결핍장애의 큰 원인으로 보는 전문가는 아주 많다.

또한 오메가‒3는 몸속에 독성이 쌓이는 것을 방지해 심각한 질병을 예방하므로 충분히 섭취하지 않으면 자유라디칼 분자와 독성물질, 스트레스와 관계 있는 생화학물질이 혈액에 머물며 순환해 관절염은 물론이고 암이 생길 수 있다.

양식 생선은 대부분 중금속에 오염되어 있다

오메가‒3는 카놀라유, 연어·고등어·정어리·안초비·흰날개다랑어 같은 생선과 생선기름, 물개나 돌고래 등의 해양생물을 통해서도 섭취할 수 있다. 하지만 나는 해양생물을 섭취할 때 주의를 기울일 것을 권고한다. 생선기름을 먹는 것이 좋다는 말들을 많이 하는데, 생선기름이 정말 안전하고 몸에 좋을지는 생각해볼 문제이기 때문이다.

예전의 어머니들은 아기의 건강을 위해 매일 대구간의 기름을 먹였다고 한다. 70년 전이라면 가능한 이야기다. 강과 바다에서 깨끗한 물고기를 잡아 올릴 수 있었으니까. 하지만 지금은 상황이 변했다. 강과 바다는 엄청난 독성물질로 오염되었으며, 그 속에 사는 생명체 역시 오염되었다. 시판되는 생선 중에서는 참치가 가장 많이 오염됐을 것이다. 미국을 비롯한 여러 나라 정부에서 참치 소비량을 줄이라고 권고하는데, 그 이유는 참치에 수은 같은 중금속이 위험할 정도로 많이 들어 있기 때문이다.

수은은 뇌기능장애, 신경 발육 불능 같은 여러 질병을 일으켜 중추신경계에 심각한 영향을 미칠 수 있다. 중년 남성은 수은이 많이 축적돼 있는 생선(연어, 넙치, 고등어, 대구, 가재, 새우 등)의 섭취를 피해야 하는데, 심장 질환의 발병률을 높일 수 있기 때문이다. 핀란드 쿠오피오(Kuopio)대학교 연구자들이 42~60세의 핀란드 남성 2682명의 식습관과 건강을 비교한 결과, 수은을 많이 섭취한 경우 심장 및 혈관 질환의 발병률이 50~70%까지 증가했다. 〈미 심장협회지(the American Heart Association Journal)〉는 수은을 많이 섭취한 남성은 심장병 발병률이 60%까지 증가하고 심장마비로 죽을 위험이 70%까지 증가한다고 했으며, 2005년 2월 1일자 〈스크립스 하워드 뉴스 서비스(Scripps Howard News Service)〉에서 조앤 로위(Joan Lowy)는 "중년 남성은 수은 함량이 높은 생선을 먹지 말아야 한다. 심장병 발병률을 높이기 때문이다"라고 경고했다.

연어, 대구 같은 생선도 마찬가지다. 자연산 생선보다 양식 생선에 중금속이 훨씬 많이 들어 있다. 양식 어류는 보통 중금속이 많이 들어 있는 다른 생선을 먹고 자란다는 것이 그 이유다. 또한 양식어장에는 질병이 만연한데, 자연 상태와 달리 좁은 장소에 지나치게 많은 수가 갇혀 있으며, 세균을 억제할 산소량도 턱없이 부족하다. 게다가 양식 어장의 관리인들은 어류의 전염병을 막고 바이러스와 세균을 없애기 위해 엄청난 양의 항생제를 먹인다. 이 외에도 양식 어류는 시장성을 높이기 위한 색소, 질 나쁜 사료, 토양 오염물, 좁은 공간에 많은 수가 서식하면서 생기는 체내 생화학물질에 오염되어 있다.

색소에 대해 설명을 덧붙이겠다. 양식 연어는 자연 서식지에서 살았다면 섭취할 수 있는 영양소들을 충분히 섭취하지 못하기 때문에 자연 연어와 빛깔이 다르다. 따라서 양식 어장에서는 소비자의 선택을 받기 위한 조치를 하는데, 소비자가 기대하는 색을 내기 위해 염색을 하는 것이 그중 하나다.

하나 더 덧붙이면, 많은 물고기가 시가테라(ciguatera) 독에 오염되어 있다. 만성피로증후군과 관계가 있는 시가테라 독은 산호초에 서식하는 작은 물고기가 먹는 바닷말에 들어 있는데, 사람은 그런 작은 물고기를 먹고 사는 커다란 물고기를 먹음으로써 시가테라 독을 섭취하게 된다.

산패된 생선기름은 발암물질이다

그러면 오메가-3 보충제를 만들 때 쓰이는 생선기름은 어떨까? 기름 분자는 산소에 노출되면 파괴되는데, 생선기름 역시 산소에 일정 기간 노출되면 산패되기 때문에 알려진 것과 달리 생선기름을 섭취하는 것은 건강에 좋지 않을 수도 있다. 양식업자들이 산패된 생선살과 기름을 양식 어류에게 먹인다면 그 생선의 지방은 더욱 변질되어 암을 유발하는 악취 나는 지방이 된다.

생선기름이 산화된 상태를 과산화지질 오염(Lipid peroxide contamination)이라고 한다. 생선기름이 오메가‑3 보충제의 재료가 된 이유는 단 하나, 어류 업계의 과도한 마케팅과 로비 활동 때문이다. 그 영향으로 일반인과 기초과학을 제대로 연구할 시간이 없는 전문가들은 "생선과 생선의 부산물은 좋은 식품자원"이라고 믿게 되었다.

이 같은 믿음은 1990년대에 붉은 살코기가 심장 질환과 높은 콜레스테롤, 고혈압과 관계가 있다는 언론 보도와 함께 시작됐다. 어류 업계는 생선과 생선으로 만든 제품이 붉은 살코기를 대체할 좋은 식품이라고 선전했다. 하지만 이는 위험천만한 신화이다.

내가 이렇게 말하는 데는 이유가 있다. 첫째 이유는 'EPA와 DHA의 섭취'다. EPA와 DHA는 부신피질호르몬인 코르티손(강력한 항염증·항알레르기 작용으로 류머티즘성 관절염과 천식 치료에 효과가 있다)을 생성하는 전구체 물질로, 식물성 식품으로도 섭취할 수 있다. 몸이 가진 기본 기능 중 하나는 자연식품이나 천연영양제로 EPA·DHA 같은 필수영양소를 만드는 것인데, 생선기름으로 만든 EPA나 DHA를 섭취하면 체내 신진대사 과정을 앞지르게 되어 장기적으로 심각한 문제가 생길 수 있다. 인위적인 영양소를 섭취하는 것도 문제지만, 몸에서 직접 만들 수 있는 영양소를 돈을 주고 구입하는 것 역시 현명한 일이 아니다. EPA나 DHA 같은 체내 생성 영양소를 사먹을 때 이득을 얻는 집단은 그런 영양소를 만들어 파는 제조업자들뿐이다.

둘째 이유는 '산패'다. 50년쯤 전에 대구 간의 기름을 개 사료에 넣었더니 암으로 죽을 확률이 20배나 높아진 일이 있었고, 음식을 통해 생선기름을 많이 섭취했더니 독성물질인 과산화지질이 다량 생성되었다. 한 남성은 정자가 완전히 사라졌다. 물고기가 물(산소가 풍부하다)에서 죽으면 생선기름은 즉시 산패되기 때문에 오메가-3를 만들 재료로는 부적합해진다. 생선기름은 아주 불안정하기 때문에 산소, 빛, 열에 노출되면 그 즉시 산화된다. 즉 부패한다. 부패한 생선기름은 발암물질이다.

생선기름 제조업자들은 생선을 여과한 뒤에 죽은 생선의 악취를 감추려고 방부제와 합성비타민E, 아스코르빈산(합성비타민C) 같은 항산화제를 첨가한다. 그 뒤에는 소비자가 냄새를 맡지 못하도록 캡슐에 담는다. 그 캡슐을 열어보면 어김없이 산패한 기름 냄새가 난다. 생선기름을 여과해 방부처리하고 냄새를 제거하면 발암물질이 될 수밖에 없다.

뉴질랜드 연구팀은 산화 부산물이 담긴 생선기름을 조사했는데, 그 결과 캡슐에 담겼을 때 생선기름이 훨씬 빨리 부패된다는 사실을 알아냈다. 생선기름은 생선을 통째로 으깬 뒤에 화학용제를 넣고 열을 가해 추출할 때가 많다. 열처리 과정과 용제 찌꺼기 때문에 더 많은 발암물질이 생길 수 있다. 생선기름은 질병을 예방하기보다는 질병을 유발하는 위험한 물질일 수 있는 것이다.

한번 생각해보자. 누구든 산패되고 오염된 생선이 눈앞에 있으면 먹지 않을 것이다. 그런데 왜 캡슐 속에 들어 있는 산패되고 오염된 생선기름은 기꺼이 먹는가? 생선기름에는 긴 사슬을 형성하고 있는 n-3 유도체, EPA와 DHA가 들어 있다. n-3 유도체는 건강을 증진하는 식물성 기름보다 25배나 열, 산소, 빛에 취약하다. 게다가 식물성 기름보다 나쁜 분자가 훨씬 많이 들어 있다.

흔히들 심각하게 생각하지 않지만, 생선기름에는 생선살에 들어 있는 것과 똑같은 오염물질도 들어 있다. 더구나 생선기름을 가공할 때도 문제가 생기며 살충제, 수은, 다이옥신, 유기염소계 농약도 생선기름을 오염시킨다. 이런 독성물질을 제거하려면 더 많은 가공처리가 필요한데, 그 때문에 생선기름 분자는 더 파괴된다.

또한 수은 함량이 높은 생선의 경우 그 기름에도 수은이 많이 들어 있다. 질병통제센터의 자료에 따르면, 미국의 경우 가임기 여성의 약 10%에서 수은 수치가 심각할 정도로 높게 나타났다. 수은 수치는 생선을 많이 먹는 나라일수록 높다. 다양한 연구를 통해 밝혀진 대로라면 체내에 수은이 쌓이는 주요 원인은 생선과 생선기름이다. 몸에 수은이 많이 쌓이면 불임, 고혈압, 신경계 질환, 내분비계 질환에 걸릴 수 있다.

생선기름은 마가린 같은 쇼트닝에 많이 들어가고, 비누나 페인트를 만들 때 감마제로 널리 쓰인다. 제품 라벨에는 '생선기름'이라고 적혀 있지만 사실 돌고래 같은 해양동물의 기름이 들어가는 경우도 있다. 물개 기름에는 오메가-3가 많이 들어 있다. 하지만 정말 물개나 돌고래를 먹고 싶은가? 이왕이면 식물에서 추출한 오메가-3나 청정지역에서 서식한 자연산 생선에서 추출한 오메가-3를 산패되지 않게 보존 가공한 보충제를 먹을 것을 권한다.

비타민 4형제만은
항상 함께
섭취하라

"하나를 위한 전부, 전부를 위한 하나!"

이는 비타민 형제들을 위한 구호다. 그중에서도 특히 비타민A, 비타민D, 비타민E, 비타민K는 자연식품을 소비할 때 함께 몸속으로 들어가 질병을 막는 방어막을 구축해준다.

자연에서 활성요소만을 꺼내 연구실에서 비타민을 합성하려는 시도는 프랑켄슈타인이라는 괴물을 만들겠다는 시도와 다르지 않다. 자연식품에서 비타민을 보조하는 인자들을 모두 제거한 합성 영양소는 자연의 최고 성취물이 아니라, 그저 진짜를 흉내 낸 그림자일 뿐이다.

비타민A (베타카로틴, 레티놀)

비타민A는 세포 분열, 세포 성장, 배아 발달, DNA 합성, 호흡기관·소화관·비뇨기의 점막 유지 등 다양한 역할을 한다. 빛을 전기신호로 바꾸고 자유라디칼에 의한 손상을 막기 때문에 시력을 유지하는 데도 꼭 필요하다. 비타민A가 결핍되면 점막이 말라 감염되기 쉽고, 빛이 약할 때 보는 능력이 떨어지면서 야맹증이 오기 쉽다.

베타카로틴은 비타민A 전구체로, 인체는 베타카로틴을 비타민A로 바꾼다. 자연이 만든 베타카로틴은 항산화 물질로서 면역력을 강화하고, 암을 물리치는 데도 일조한다.

반면 합성비타민A는 특정 암의 발병률을 높인다. 1994년 4월 14일자 〈뉴잉글랜드 의학지〉에는 10년 동안 핀란드에서 진행한 연구 결과를 담은 '남성 흡연자의 폐암 및 기타 암을 유발하는 비타민E와 베타카로틴의 효능(The Effect of Vitamin E and Beta Carotene on the Incidence of Lun Cancer and Other Cancer in Male Smokers)'이 게재됐다. 비타민E와 베타카로틴(비타민A)이 실제로 폐암을 비롯한 여러 암의 발병률을 낮추는지를 알아보기 위해 무작위로 추출한 표본을 대상으로 실시한 이중맹검 연구였다. 실험 대상은 50세부터 69세까지의 남성 흡연자 2만 9133명이었으며, 그 결과는 여러 신문에 "건강기능식품은 암을 예방하는 데 도움이 되지 않는다"는 머리기사로 실리기도 했다.

핀란드 과학자들은 합성비타민A(합성베타카로틴)는 전혀 항산화제 역할을 하지 않는다고 결론지었다. 식품을 통해 섭취한 비타민A 같은 진짜 항산화제만이 심장 근육, 폐, 동맥의 조기 파열을 막을 수 있다는 것이다. 합성베타카로틴을 먹은 사람은 심장마비, 뇌졸중, 폐암 발병률이 위약을 먹은 사람보다 7%나 높았다.

합성비타민A는 신체에 필요한 비타민 작용을 전혀 하지 않았다. 게다가 하루 동안 식품으로 섭취한 20mg 정도의 다른 50가지 항산화물질의 활동을 막음으로써 항암 기능도 떨어뜨렸으며 독성물질이 체내에 유입됐을 때처럼 면역계, 간, 신장에 무리를 주었다. 독성물질을 분해해 밖으로 배출하기 위해 인체가 더 많은 일을 해야 하기 때문이다.

■ 합성비타민A의 독성

자연 상태에서 비타민A는 다음과 같은 물질과 함께 작용한다.

- 레티놀
- 레티노이드
- 레티날
- 카로티노이드
- 카로틴
- 지방산
- 비타민C
- 비타민E
- 비타민B
- 비타민D
- 효소
- 미네랄
- 호르몬
- 산소

이 물질들을 제거한 합성비타민A는 생물적 기능을 하지 못하는,

천연비타민의 단편일 뿐이다. 합성비타민A 중에는 레티놀이나 레티놀산으로만 만들어진 제품도 있다. 이러한 합성영양제를 먹고 원하는 효능을 얻으려면 위의 물질들을 함께 섭취해야 한다.

비타민A는 많이 복용할 경우 '비타민 과다증(hypervitaminosis)'이라 불리는 비타민A 독성 중독에 걸리는데, 이는 '정제한' 합성비타민 때문에 생긴다. 천연비타민A는 절대로 일으키지 않는 질병이다. 비타민A 과다증은 다음과 같은 증상을 유발한다.

- 종양 증가
- 관절 악화
- 골다공증
- 입, 눈, 피부의 극심한 건조 현상
- 간과 비장 팽배
- 면역 억제
- 선천적 결손증

비타민A는 대마, 새싹, 아보카도, 녹조류, 갈조류, 해조류에 들어 있다. 베타카로틴이라고 불리는 비타민A 전구체는 채소에 가장 많다. 당근, 호박, 고구마, 해바라기 싹, 단호박, 붉은 후추, 칸탈루프, 핑크 그레이프루트, 망고, 살구, 양배추, 브로콜리 싹, 시금치·케일 같은 녹황색 채소 등에 들어 있으며 색이 짙을수록 베타카로틴이 많다.

비타민D

치아를 건강하게 하고 뼈를 튼튼하게 하려면 비타민D가 꼭 필요하다. 비타민D는 미네랄 대사와 뼈 성장에 관여하는 호르몬 전구물질로 체내 칼슘과 인의 흡수를 돕는다.

비타민D는 골다공증을 예방하고 우울증을 치료하는 효과도 있는데, 지용성 비타민이기 때문에 남은 양은 체내 지방에 저장되었다가 필요할 때 방출되어 쓰인다.

비타민D는 인과 마그네슘의 흡수를 촉진하지만, 가장 극적인 효능은 장에서 칼슘 흡수를 촉진한다는 것이다. 비타민D는 칼슘을 장의 내강에서 상피조직을 거쳐 혈액으로 운반하는 단백질이 발현되도록 자극한다. 그래서 비타민D가 없으면 소화기관은 칼슘을 제대로 흡수하지 못한다.

비타민D는 일주일에 2~3회, 15분씩만 햇빛을 받으면 필요한 양이 충분히 생성되기 때문에 '햇빛 비타민(sunshine vitamin)'이라고도 불린다. 비타민D라는 용어는 여러 스테로이드계 분자를 합한 용어다. 콜레칼시페롤로 알려진 천연비타민D_3는 전구체 분자인 7-디하이드로콜레스테롤(dehydrocholesterol)이 빛에너지를 흡수하면 동물과 사람의 피부에서 생성된다. 따라서 건강한 사람이 햇빛 아래에서 활동하기만 한다면 굳이 비타민D 보충제를 먹을 필요가 없는 것이다.

효모가 만드는 비타민D_2(에르고스테롤ergosterol)는 효모에 자외선을 쐬면 생긴다. 효모에 빛을 쐬어 만든 에르고스테롤은 천연비타민이 아니라 인공물질로 비타민D라는 이름을 달고 영양강화식품이나 영양보충제에 들어간다.

생물학자들은 합성한 에르고스테롤이 천연비타민보다 열등하다는 사실을 밝혔다. 1936년 〈생화학회지(the journal Biological Chemistry)〉에는 G. 서플리(Supplee), S. 안스바허(Ansbacher), R. 벤더(Bender), G. 플래니건(Flanigan)이 작성한 보고서 '비타민D의 효능에 관한 우유 구성물질의 작용(The Influence of Milk Constituents on the Effectiveness of Vitamin D)'이 실렸는데, 다음과 같은 사실을 밝히고 있다.

"최신 보고서에 따르면 병아리와 어린아이의 구루병 치료 능력은 효모에 빛을 쐬어 인위적으로 만든 에르고스테롤보다 자연식품으로 만든 비타민D가 100배 정도 뛰어나다."

1937년에는 합성비타민D가 선천적 결손증을 일으킬 수 있다는 사실이 알려졌다. 〈오하이오 주립 의학지(the Ohio State Medical Journal)〉에는 이런 글이 실렸다.

"비오스테롤(viosterol. 합성비타민D의 한 형태)과 젖산칼슘을 복용한 여성 90명의 태반에서 정상적인 예상량이나 발현량을 초과하는 석회침착(calcification) 현상이 나타났다. … 태아의 머리가 덜 여물었고, 두개골 봉합선이 흐릿했고, 일반적인 골화 현상과 과숙산(過熟産. 정상적인 임신기간은 40주이지만 태아의 체중에 관계 없이 임신 기간이 42주 이상인 경우)이 보고되기도 했다. 진통은 길어졌다… [W. 브렘(Brehm), '태반 석회 침착을 유발하는 임신 기간 내 비오스테롤의 잠재적 위험성(Potential dangers of viosterol during pregnancy with observations of calification of placentae')]."

합성비타민D는 안전 수치와 독성 수치가 종이 한 장 차이이며, 과도하게 섭취할 경우 신장에 무리가 생기고 경련성 복통, 구토, 매스꺼움을 유발한다. 성인의 경우 합성비타민을 단 한 차례 50mg 이상 먹는 것만으로도 위험해질 수 있다. 오랜 시간 합성비타민D를 복용하면 신체조직에 칼슘 결정이 쌓여 심장, 폐에도 문제가 생길 수 있다.

우리 연구소는 놀랍게도 전체 인구의 40% 정도가 비타민D에 결핍되어 있다는 사실을 알았다. 비타민D 결핍증은 특히 아이들에게 심각한 문제를 일으키기 때문에 여러 국가에서는 우유에 합성비타민D를 넣으라고 규정했다. 안타까운 것은 우유를 비롯한 유제품은 권장하고 싶은 음식이 아닌데도 많은 사람들이 여전히 우유를 필수식품이라고 생각하고, 우유를 비롯한 유제품 대부분에 비타민D를 첨가한다는 것이다.

자연 상태에서 비타민D를 함유한 식품은 많지 않다. 민물조류, 해조류, 표고버섯, 식용 풀에 소량 들어 있으며, 가장 좋은 천연비타민D 생성법은 모든 파장이 들어 있는 햇빛을 쐬는 것이다.

비타민E

비타민E는 지용성으로, 자연에는 8가지 형태(알파·베타·감마·델타 토코페롤, 알파·베타·감마·델타 토코트리에놀)로 존재한다. 각 형태마다 기능이 다르다. 비타민E로 인식되는 것은 주로 알파토코페롤로, 혈액과 조직에 많이 들어 있다. 알파토코페롤은 영양학적으로 아주 중요한 역할을 한다고 알려져 있기 때문에 대부분 알파토코페롤을 비타민E라고 생각한다.

알파토코페롤은 강력한 생물학적 항산화제로 세포 활동의 부산물인 자유라디칼이 세포를 공격하지 못하게 막는다. 자유라디칼이 세포를 손상시키면 심혈관계 질환, 암, 조기 노화의 원인이 될 수도 있다.

비타민E(토코페롤)는 밀의 싹, 옥수수, 견과류, 종자, 올리브, 시금치, 아스파라거스, 녹황색 채소, 조리하지 않은 식물성 기름, 새싹에 D(dextro. 편광을 쏘면 분자의 회전 때문에 빛이 항상 오른쪽으로 꺾이는 것) 형태로 들어 있으며, 생물학적으로 중요한 작용을 한다. 합성비타민E는 L(levo. 편광을 쏘면 분자의 회전 때문에 빛이 항상 왼쪽으로 꺾이는 것)형 토코페롤이다(라벨의 성분표시를 보면 성분명 앞에 'dl−'이 붙어 있다). 합성비타민E는 다른 부분을 제거하고 필요한 성분만 추출해 만들기 때문에 진짜 비타민이 아니다. 천연비타민이 모두 그렇듯이, 비타민E 역시 토코페롤을 비롯해 여러 보조인자들이 함께 있어야만 제 기능을 한다. 흔히 제약회사에서 만드는 합성비타민E는 제 기능을 99% 가량 상실한 약이라 할 수 있다.

세포막의 필수 성분인 지방은 자유라디칼의 산화 작용에 아주 취약하다. 지용성 비타민인 알파토코페롤은 자유라디칼의 활동을 막아 세포막의 지질이 파괴되지 않게 한다. 세포막을 유지하는 일 외에도 알파토코페롤은 지질과 단백질로 구성된 저밀도 지질단백질(LDL)에 조밀하게 들어 있는 지방이 산화되지 않게 한다. 지질단백질은 지방이 혈관을 건드리지 않고 이동하게 돕는데, 저밀도 지질단백질은 간에 있는 건강한 콜레스테롤을 다른 조직으로 운반한다. 이 단백질이 산화되면 심혈관계 질환이 발생할 수 있다. 알파토코페롤은 중요한 세포 신호전달 물질인 키나아제(kinase) C 단백질의 활동을 억제하고 면역세포와 염증세포의 발현과 활성에 관여한다.

흔히 나쁜 콜레스테롤이라고 불리는 저밀도 콜레스테롤이 산화되면 동맥이 막혀 죽상동맥경화증(atherosclerosis)이나 심장마비가 생길 수 있다고 한다. 그런데 천연비타민E를 섭취하면 저밀도 콜레스테롤의 산화를 막아 심장동맥 질환을 막거나 지연시킬 수 있다. 또한 심장마비와 뇌졸중의 원인인 혈전이 생기는 것을 막는다.

비타민E를 많이 섭취하면 심장 질환이 발병할 비율이 낮아진다는 연구 결과도 있다. 간호사 9만 명을 대상으로 진행한 실험에서 비타민E가 풍부한 식사를 한 사람들은 심장 질환 발병률이 30~40% 정도 낮았다. 실험에서 피실험자들이 섭취한 식품과 건강기능식품에 들어 있는 비타민E의 양은 32~1500mg였고, 평균 섭취량은 139mg이었다.

합성알파토코페롤은 천연알파토코페롤과 다르다. 화학적으로 합성해서 만든 알파토코페롤은 8가지 이성질체(분자식은 같아도 화학구조가 다른 화합물)를 합쳐놓은 것이지만, 천연알파토코페롤은 이성질체가 한 가지(RRR-알파토코페롤 혹은 d-알파토코페롤)뿐이다.

합성비타민에는 RRR이나 d-알파토코페롤이 12.5% 정도밖에 들어 있지 않다. 인체는 천연알파토코페롤을 가장 잘 흡수한다. 합성알파토코페롤에는 8가지 이성질체(알락allrac 혹은 dl-알파토코페롤)가 들어 있기 때문에 인체에 흡수되지 않는다. 따라서 합성비타민E의 생체이용률은 크게 떨어질 수밖에 없다.

정부 출자기관인 캐나다 국립연구회의(the National Research Council)가 비타민E의 체내 흡수율을 연구한 결과 자연 형태로 섭취하는 것이 합성 제품을 섭취할 때보다 생체이용률이 2배 높았다.

비타민E가 결핍되면 심각한 영양실조, 알파토코페롤 전이 단백질의 유전자적 변형, 지방 흡수 장애 같은 문제가 생긴다. 낭포성 섬유증(염소 수송을 담당하는 유전자에 이상이 생겨 신체 여러 기관에 문제를 일으키는 선천성 질병)이나 원발쓸개관간경화(지방을 소화시킬 수 없어 지용성 비타민 흡수도 할 수 없는 질병)를 앓는 아이는 비타민 결핍 증상을 보일 수도 있다. 비타민 결핍증이 심각해지면 균형과 조정 능력에 문제가 생기고 근육이 약해질 수 있다.

특히 아직 완전히 자라지 않은 신경계는 비타민E 결핍증에 취약하다. 비타민E가 심각하게 결핍된 상태로 태어나면 자연식품으로도 치료할 수 없기 때문에 빠른 속도로 신경계에 결핍 증상이 나타난다. 반면 성인이 된 뒤에 비타민E 흡수장애를 겪으면 10년에서 20년 동안 증상 없이 살 수 있다.

비타민K

비타민K는 장에 서식하는 좋은 세균에 의해 생성된다. 그러나 많은 사람들이 건강한 장내 세균을 가지고 있지 않기 때문에 자연 식품이 제공하는 비타민K를 먹어야 한다.

비타민K는 혈액응고에 관여하는 간 단백질을 만드는 데 꼭 필요하다. 비타민K는 트롬빈의 전구체 물질인 프로트롬빈 생성에 관여하는데, 트롬빈은 혈액응고에 관여한다고 알려진 13개의 단백질 중 6개 단백질을 만드는 데 관여하는 중요한 물질이다. 그러므로 항응고제를 복용하는 사람은 비타민K 섭취에 주의해야 한다.

비타민K는 뼈 형성에도 관여하기 때문에 제대로 섭취하지 않으면 골밀도가 낮아질 수 있다. 비타민K 보충제를 섭취하고 뼈를 생화학적으로 측정하면 골밀도가 개선된 것을 확인할 수 있다. 1999년 〈미 임상영양학회지〉(67호, 74~79쪽)에 실린 '간호사의 건강 연구(the Nurse's Health Study)'에 따르면 비타민K를 하루에 110mg 이상 먹은 여성은 그보다 적게 섭취한 여성보다 골반 뼈가 부러질 확률이 30% 이상 낮았다. 2000년 〈미 임상영양학회지〉(71호, 1201~1208쪽)에 실린 또 다른 '간호사의 건강 연구' 결과에 따르면, 상추 같은 푸른잎 채소를 매일 먹는 사람은 일주일에 한 번 먹는 사람에 비해 골반 뼈가 부러질 확률이 절반에 불과했다. '프레이밍햄 심장 연구(the Framingham Heart Study)'도 비타민K를 충분히 섭취하면 골반 굴절률을 줄일 수 있음을 밝혔다.

자연이 만드는 비타민K는 독성 작용이 거의 없지만, 합성비타민 K는 심각한 부작용을 낳는다. 합성비타민K를 많이 섭취하면(1만 mg 이상) 홍조, 발한, 황달, 빈혈이 생길 수 있다. 미국 식품의약품국은 비타민K-3(메나디온menadione) 보충제 판매를 금지하고 있다. 독성이 아주 강하기 때문이다.

비타민K가 결핍되는 일은 거의 없지만, 쓸개에 문제가 있어 지방을 제대로 흡수하지 못하면 결핍증이 생길 수 있다. 비타민K가 결핍되면 체내 출혈과 코피가 날 수 있다. 신생아가 비타민K에 결핍되면 출혈성 질환과 수술 후 출혈이 생기는데, 신생아가 비타민K를 충분히 섭취하려면 모유 수유를 하는 엄마가 비타민K를 충분히 섭취해야 한다.

비타민K는 시금치, 상추, 브로콜리, 콜리플라워, 양배추, 새싹(특히 양파 새싹), 해조류, 올리브 오일, 녹차에도 들어 있다. 이 중에서 특히 카페인이 없는 녹차를 추천한다. 영양보충제는 시금치나 케일 추출물로 만든 것을 추천한다. 비타민K의 체내 흡수율을 높이려면 식이성 지방을 함께 먹는 게 좋다.

아스코르빈산은
비타민C가
될 수 없다

비타민C 보충제를 꾸준히 먹으면 감기를 비롯한 여러 질병을 막고 몸의 저항력을 높여준다고 알고 있을 텐데, 그렇기는커녕 신체조직과 면역계를 해치기 때문에 우리 몸에서 쫓아내야 할 또 다른 독성물질일 뿐이다. 왜냐하면 전 세계인이 섭취하는 비타민C 보충제는 대부분 합성비타민C이기 때문이다.

비타민C는 열이나 빛을 쐬면 쉽게 산화되어 파괴된다. 아스코르빈산은 비타민C에서 항산화 역할을 하는 부분만 추출한 것인데 소비자들이 사 먹는 것이 바로 이 물질이다. 아스코르빈산은 비타민C가 쉽게 산화되거나 분해되는 것을 막는 기능을 할 뿐이며 몸이 필요로 하는 필수영양소를 제공하지 못하는 또 다른 독소일 뿐이다.

아스코르빈산의 95% 이상이 천연아스코르빈산을 화학적으로 베낀 것이다. 전 세계적으로 아스코르빈산은 화학공장에서 옥수수 전분, 옥수수당, 휘발성 산을 발효시켜 만든다. 이렇게 만든 아스코르빈산을 대량 구입해 보충제로 만들어 라벨을 붙인 뒤 '특별히 제조한 비타민C'라고 선전한다.

진짜 비타민C는 자연식품을 먹어야 섭취할 수 있다. 진짜 비타민C에는 천연의 아스코르빈산뿐만 아니라 바이오플라보노이드 헤스페리딘(bioflavonoid hesperidin), 루틴(rutin), 쿼서틴(quercitin), 타닌 같은 여러 보조인자와 미네랄이 함께 들어 있다. 그중 한 요소라도 빠지면 비타민C가 제 기능을 발휘할 수 없어 출혈, 피부를 비롯한 여러 기관의 조기노화, 신경 손상, 성기능 상실, 시력 감퇴 같은 비타민C 결핍증에 걸린다.

완전한 비타민C는 상처·화상·감염을 치료하고, 콜라겐과 피부·뼈·연골·치아·잇몸 건강에 필요한 단백질 생성에 관여하며, 신경전달물질인 노르아드레날린(혈류 조절)과 세로토닌(안정감, 즐거움, 수면을 촉진) 생성에 관여한다. 또한 철의 흡수를 촉진한다. 식물에 들어 있는 철은 비타민C가 풍부한 식품이나 자연식품으로 만든 비타민C 보충제와 함께 먹으면 훨씬 흡수가 잘된다.

합성비타민C의 탄생

1747년 스코틀랜드 해군 군의관 제임스 린드가 감귤류에 들어 있는 영양소(비타민C)가 괴혈병을 예방한다는 사실을 알았지만, 과학자들이 식품에 들어 있는 영양소의 가치를 연구하고 이해하게 되는 데는 그로부터 100년이라는 세월이 필요했다. 1912년에 노르웨이의 A. 호이스트(Hoist)와 T. 프뢰리히(Froelich)가 비타민C를 재발견하고 확인했으며, 1933년에는 취리히에 있는 스위스공과대학교 타도이츠 라이슈타인 박사가 최초로 비타민을 합성했다. 1932년 헝가리 생화학자 센트죄르지 박사는 헥수론산(hexuronic acid. 후에 아스코르빈산)이라는 물질을 부신에서 추출했으며, W. A. 와프(Waugh)와 찰스 킹은 레몬에서 한 가지 비타민을 추출한 뒤 그 물질이 헥수론산과 동일한 물질임을 밝혔다. 1937년에 센트죄르지 박사는 비타민과 플라보노이드(식품에 분포하는 노란색 계통의 색소)를 발견한 공로로 노벨상을 받으면서 동료들이 비타민에 관심을 돌리는 데 기여했다. 1939년에 산화 작용에 관해 쓴 글에서 박사는 이렇게 적었다.

모세혈관에서 출혈이 일어나는 출혈성 소질로 고생하는 한 오스트리아 동료가 편지를 보내왔다. 그는 자신의 병을 치료하기 위해 아스코르빈산을 먹고 싶다고 했다. 그때는 그에게 보내줄 만큼 충분한 양의 아스코르빈산이 없었기 때문에 파프리카를 먹으라고 했다. 파프리카에는 아스코르빈산이 많이 들어 있으니까. 그는 파프리카를 먹고 나았다.

훗날 내 친구인 루스녀크와 함께 순수한(실험실에서 만든) 아스코르빈산으로 출혈성 소질을 치료하려고 했지만 성공할 수 없었다. 파프리카로 출혈성 소질을 치료할 수 있었던 것은 그 안에 다른 물질이 들어 있기 때문임이 분명하다.

천연비타민C에 효능을 높이고 시너지 효과를 내는 다른 물질들이 들어 있음을 알아차린 센트죄르지 박사는 결국 또 다른 비타민 복합체인 바이오플라보노이드 루틴을 발견했다.

천연비타민은 시너지 효과로 제 기능을 발휘하게 하는 다른 물질들(단백질, 효소, 미량원소, 호르몬, 식물성 영양분, 미네랄 등)과 늘 함께한다. 따라서 비타민과 영양소의 효과를 느끼고 싶다면 일부 성분만 들어 있는 합성비타민C가 아닌 필요한 물질이 모두 들어 있는 천연비타민C를 먹어야 한다.

바이오플라보노이드와의 상생관계

플라보노이드라고도 불리는 바이오플라보노이드는 몸에 좋은 식물성 화합물로 비타민C의 흡수를 돕는다. 바이오플라보노이드는 과일과 채소에 들어 있는 천연색소로 항산화 기능이 있고, 동맥을 건강하게 하고(케르세틴), 호르몬 균형을 맞추고(이소플라본), 눈의 망막을 보호한다(안토시아노사이드). 지금까지 찾은 천연색소는 800개가 넘으며 대부분 노란색, 주황색, 갈색이다.

일부 과학자들은 비타민P라고도 알려진 바이오플라보노이드가 산소, 호르몬, 영양소, 항체를 세포에 전달하는 모세혈관을 조절한다고 믿는다. 모세혈관이 약하면 혈액이 혈관 밖으로 흘러나와 세포로 들어간다. 그렇게 되면 멍이 쉽게 들고 뇌와 망막, 잇몸에 출혈이 나는 등 문제가 생길 수 있다. 바이오플라보노이드는 혈액응고를 돕는다고도 알려져 있는데, 정맥염이나 혈색소 침착증 같은 혈액응고 관련 질환을 치료하는 데 도움이 될지도 모른다.

많은 바이오플라보노이드가 세포를 산화시키는 불완전한 분자인 자유라디칼을 제거하는 데 도움을 주고, 특정 영양소의 항산화 작용을 강화한다는 연구 결과도 있다. 아스코르빈산의 기능이라고 알려진 것 중에도 사실은 바이오플라보노이드의 기능인 것이 있다고 한다. 그러나 아스코르빈산과 바이오플라보노이드가 함께 작용하면 면역력이 강화된다는 것은 단일 성분의 비타민C보다 복합체인 천연비타민을 먹어야 한다는 사실을 말해준다.

바이오플라보노이드가 악성 세포의 성장을 멈추거나 늦추고, 발암물질이 심장과 혈구세포에 침입하지 못하게 막는다는 연구 결과도 많다. 바이오플라보노이드는 자연 항생제로 작용해 식중독의 원인균을 제거한다. 현재는 타박상과 출혈을 치료할 목적으로도 바이오플라보노이드를 연구하고 있다.

타닌, 엘라그산, 폴리페놀(카테킨)도 비타민C와 관계가 있다. 타닌은 요즘 건강 업계에서 주목하는 탁월한 항산화제로, 바이오플라보노이드와 비슷한 작용을 하는 플라보이드형 화합물이다. 타닌이 많이 들어 있는 차를 마시면 혈액에 철분이 과할 정도로 많거나 혈색소 침착증을 보이는 혈관이 세척된다.

카테킨이라고도 불리는 폴리페놀은 식물성 물질 중에서도 뛰어난 천연방부제이자 항산화제이며, 다른 분자와 결합해 독성을 제거한다.

엘라그산은 붉은 라즈베리(산딸기)나 인디언 구즈베리, 암라베리 같은 과일에 들어 있다. 암의 원인이 되는 특정 종양의 성장을 억제한다. 또한 발암물질이 DNA와 결합하는 것을 막고, 배양한 사람의 세포가 독소에 노출되어 암에 걸리는 것도 막는다. 세균의 경우 변이를 일으키는 물질을 제거하는 역할도 하는 것 같다.

오하이오주립대학교의 게리 스토너(Gary Stoner) 교수는 2005년 특허등록을 하면서 특히 검은 라즈베리(복분자)나 블루 라즈베리에 엘라그산이 들어 있어 암의 발병과 전이를 막는다고 했다. 치료제로서의 가능성은 분명히 있지만, 아직 사람을 대상으로 한 연구에서 특정 암을 치료한다는 신뢰할 만한 증거는 나오지 않았다.

천연과 합성을 구분하는 과학적 방법들

천연비타민과 합성비타민의 차이를 알 수 있는 방법으로 크로마토그램과 에너지 촬영이 있다. 크로마토그램은 비타민 분말과 물을 섞은 뒤 흡수성 종이에 뿌려 천에 나타나는 무늬를 관찰하는

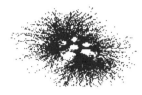

암라베리의 비타민C

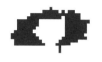

합성비타민C(아스코르빈산)

© 캘리포니아 코브(Cobb) 베딕과학연구소(Vedic Science Institue)

방법이다. 천연비타민은 뚜렷한 대칭성을 나타내지만 합성비타민은 대칭성이 덜하다. 에너지 촬영은 물질의 전자기장을 측정하는 방법으로, 물질에 전류를 통하게 한 뒤 물질 안팎을 흐르는 전류를 촬영하는 것이다. 이 방식으로 촬영하면 과학자들이 전자기장이라고 부르는 형태를 촬영할 수 있다.

위의 사진은 천연 암라 비타민과 합성비타민C(아스코르빈산)의 전자기장을 키루리안 사진 촬영법으로 촬영한 것이다. 천연물질인 암라베리의 비타민C는 아주 강한 생체 에너지장을 만들지만 합성비타민C의 에너지장은 그렇지 못한 것을 알 수 있다.

식물로 만든 비타민C를 연구한 결과에 따르면 합성비타민C는 천연비타민C와 전혀 다르게 기능한다. 천연비타민C는 천천히 흡수되지만 생체이용률이 높다. J. A. 빈슨(Vinson)이 오랫동안 연구했지만 발표는 하지 않은 '비타민C의 생체이용률'에 따르면, 감귤에서 추출한 비타민C는 합성비타민C보다 생체이용률이 12배나 높았다. 이는 천연비타민C는 혈장으로 더 많이 흡수되고, 오랫동안 몸속에 머물며, 소변으로 배출되는 양이 적다는 뜻이다. 또한 우리 몸이 이용할 수 있는 가치도 높다는 것을 의미한다.

비타민C는 정말 치아를 부식시킬까?

아스코르빈산을 너무 많이 씹으면 치아의 에나멜질이 마모된다는 경고는 아주 많았다. 하지만 그 문제를 다른 식으로 보는 연구도 있다. 씹어 먹는 비타민C 500mg을 씹어 먹으면 치아가 마모될 수 있지만, 250mg과 60mg으로 나누어 씹으면 먹으면 치아를 마모시킬 만큼 산이 생성되지 않는다는 것이다. 아스코르빈산 제제를 먹을 때 치아가 마모되지 않으려면 반드시 입을 물로 헹구라고 조언하는 건강 전문가도 있다. 이런 결과들은 모두 실험실에서 만든 비타민C를 가지고 진행한 연구를 통해 도출됐으며, 복용량이 많을수록 문제도 컸다는 사실을 반드시 기억해야 한다.

비타민C는 감귤류, 딸기, 칸탈루프, 토마토, 브로콜리, 고구마, 새싹, 순무 잎, 잎채소에 많이 들어 있다. 다른 과일과 채소에도 비타민C는 들어 있다. 서양까지밥나무, 클로버, 병아리콩 싹, 구아바, 키위, 피망도 비타민C 공급원이다.

미네랄이 부족하면
비타민의 흡수율이
떨어진다

사람이 제대로 성장하고 생식하려면 적어도 16가지 미네랄이 필요하다. 미네랄은 칼슘·인·마그네슘·칼륨·황·염소·나트륨처럼 많은 양(하루에 100mg 이상)이 필요한 다량미네랄(macro-mineral)과, 철·아연·구리·아이오딘(요오드)·플루오르(불소)·크롬·셀레늄·망간·몰리브덴처럼 적은 양(하루에 100mg 이하)이 필요한 미량미네랄(trace mineral)로 나뉜다. 이 16가지에 속하지 않는 브롬·카드뮴·바나듐·주석·니켈·알루미늄·실리콘 등도 미량미네랄이다.

미네랄은 뼈의 성장과 신진대사, 세포막에서의 영양소 이동, 근육 운동에 관여하며 혈액과 효소의 구성성분이기도 하다. 미네랄은 생명활동에 아주 중요하지만, 몸무게에서 차지하는 비율은 4% 정도밖에 되지 않는다. 더구나 미량미네랄이 차지하는 비율은

0.1%에 불과하다.

인체의 미네랄 흡수 능력은 다양한 영양소의 영향을 받는다. 예를 들어 칼슘을 흡수하려면 비타민D가, 철이나 특히 식물에 포함된 철을 흡수하려면 비타민C가 있어야 한다. 비타민C는 구리의 흡수도 돕는다. 결국 미네랄 결핍은 비타민 결핍을 일으킨다.

식품이 제공하는 미네랄에는 효소, 비타민, 호르몬, 산소, 식물영양소 같은 다양한 보조인자가 포함되어 있다. 비타민이 그렇듯 자연은 보조인자 없는 미네랄은 만들지 않는다. 식품에 들어 있는 천연미네랄은 킬레이트(소화할 수 있는 형태로 분해되는) 화합물로, 식품 속에서 다른 미네랄과 비타민·호르몬·효소·산소·식물영양소 같은 여러 인자와 결합되어 있다.

식물은 화합물과 영양 요소들을 비타민과 단백질 같은 복잡하고 유용한 영양분으로 바꾸는 능력이 있다. 식품에 들어 있는 천연미네랄은 미리 신진대사 과정을 거치기 때문에 식품이 아닌 곳에서 얻은 비천연미네랄보다 훨씬 유용하고 생체이용률도 높다. 비천연미네랄은 신체에 쌓여 동맥경화의 원인이 되기도 한다.

칼슘

칼슘은 신체를 구성하는 모든 세포와 결합 조직을 유지하는 데 필수 성분이다. 칼슘 결핍은 흔히 비타민D 결핍으로 이어지기 때문에 어린아이의 경우 구루병에 걸릴 수 있다. 식품으로 섭취한 칼슘 가운데 소장에서 흡수되는 비율은 10~40% 정도다. 칼슘 흡수율을 높이려면 단백질, 마그네슘, 인, 비타민D를 적절하게 섭취해야 한다. 조리한 시금치에 들어 있는 옥살산이나 피틴산을 너무 많이 먹으면 칼슘 흡수가 줄어들 수 있다. 알코올, 커피, 설탕, 이뇨제, 테트라사이클린(항생제), 알루미늄이 들어 있는 제산제, 스트레스 등도 칼슘을 비롯한 여러 미네랄의 흡수를 방해한다. 육류나 유제품을 많이 먹으면 뼈가 약해지고 골절·관절염·골다공증 같은 질병에 걸릴 확률이 높아진다. 뼈에 들어 있는 칼슘을 뺏어가기 때문이다.

근육 경련, 관절염이나 류머티즘 등 노화로 인한 뼈와 척추 질환, 폐경기 여성에게서 많이 나타나는 골다공증을 치료하기 위해 칼슘 보충제를 복용하는 경우가 많은데 현재 시판되는 칼슘 보충제는 대부분 석회, 조개껍데기, 산호 퇴적물, 달걀 껍데기 같은 비유기농·비생명체 물질에 들어 있는 탄산칼슘으로 만든다. 그런 보충제는 천연식품이 아니며, 어떤 식으로 소비자에게 판매하건 간에 필요한 영양 조건을 절대 만족시키지 못한다.

천연칼슘은 녹황색 채소, 싹튼 콩, 완두, 옥수수 배아, 녹즙 같은 식물에 들어 있다.

마그네슘

마그네슘은 뼈의 주요 구성성분으로, 신경 자극이 전달되는 것을 돕고 근육 수축에 관여한다. 효소에 꼭 필요한 조효소로, 마그네슘이 있어야 제대로 기능하는 효소가 아주 많다. 마그네슘 결핍증은 많은 사람들에게서 흔히 볼 수 있다. 특히 당뇨·흡수장애증후군·만성소화장애·신장 질환을 앓는 사람에게서 더 잘 나타난다. 항응고제를 복용하는 사람도 마그네슘이 결핍될 수 있다. 마그네슘 결핍은 심장이 불규칙하게 뛰는 심부전증의 원인이 되며, 월경전증후군과도 관계가 있다. 마그네슘은 짙은 녹황색 채소, 견과류와 종자류, 배아, 통곡물, 싹튼 콩, 완두을 섭취함으로써 보충할 수 있다.

인

인산염(인 화합물)은 모든 동식물 세포에 들어 있는 조직의 주요 구성성분이다. 인체에 들어 있는 인은 대부분(80% 가량) 뼈와 치아에 들어 있다. 인은 세포에서 에너지를 방출할 때 반드시 필요하며, 많은 영양소의 흡수와 운반에 관여한다. 또한 단백질의 활동을 조절하며, 체내 칼슘의 상태에 중요한 영향력을 행사한다.

인을 너무 많이 섭취하면 칼슘 흡수가 줄어든다. 부갑상선호르몬이 더 많이 분비되어 그 영향으로 뼈를 구성하는 칼슘이 빠져나와 체내 칼슘 균형이 깨지기 때문이다. 또한 인을 많이 섭취하면 마그네슘 흡수에도 문제가 생길 수 있다. 생체이용률이 높은 천연 인은 싹튼 콩, 완두, 녹조류, 갈조류, 홍조류 같은 해조류에 들어 있다.

칼륨

칼륨이 없으면 세포, 신경, 근육이 제대로 기능하지 않는다. 칼륨은 나트륨과 함께 세포액과 전해질의 균형을 맞추고, 혈압과 심장박동을 조절한다. 나트륨을 과도하게 섭취했을 때 생기는 부종(체액저류)과 고혈압을 막는 것도 칼륨의 역할이다. 뇌가 내보낸 신경 자극을 온몸에 전달하는 데도 칼륨이 관여한다.

혈액 내 칼륨의 수치는 호르몬이 조절하며, 과도하게 섭취했을 경우 신장에서 걸러내 몸 밖으로 배출한다. 칼륨을 지나치게 많이 먹을 경우 무기력, 마비, 심장박동 저하 같은 증상이 나타난다. 반대로 결핍되면 무기력, 무감각, 착란, 과도한 목마름 등이 나타난다. 칼륨은 식물에 많이 들어 있는데 아보카도, 견과류, 통곡물, 콩, 갓 수확한 토마토, 녹즙, 바나나, 키위, 오렌지에 특히 많다.

염화나트륨(소금)

소금, 즉 염화나트륨은 제일 먼저 발견한 미네랄로 주로 음식에 첨가해 섭취한다(무기농 소금이나 비유기농 소금이 문제다).

나트륨은 체액의 주요 구성성분으로, 인체의 전체 수분 함량을 결정하는 주요 요소다. 칼륨과 함께 체액의 균형을 유지하는 역할을 하며, 혈장의 전해질 수치를 조절하고 신경 및 근육 기능을 조정한다. 림프액의 방부제 역할도 한다.

나트륨은 땀에 녹아 체내로 많은 양이 배출되기 때문에 더운 지역에 살거나 격렬하게 운동을 하는 사람은 나트륨에 결핍될 수 있다. 나트륨 결핍의 첫 번째 징후는 근육 경련으로, 흔히 종아리 같은 다리 근육에 생긴다. 나트륨 결핍이 심해지면 혈압이 낮아지고 입 안이 건조해지고 구토를 하는 탈수 현상이 생길 수 있다. 나트륨을 과도하게 섭취하면 심장 질환, 뇌졸중, 신장 질환의 원인인 부종(체액저류)과 고혈압이 생길 수 있다.

염소

염소는 칼륨, 나트륨과 함께 체액과 전해질 균형 조절에 관여한다. 염소는 뇌척수액과 위액에 많이 들어 있다. 염소의 주요 식품 공급원은 식용 소금이지만, 식용 소금이나 바다 소금은 권하고 싶지 않다. 염화나트륨은 몸을 탈수시키고 혈압을 높이기 때문이다.

유기농 염소는 셀러리, 해조류 등으로 섭취할 수 있다. 염소를 적게 먹으면 신장에서 염소를 다시 흡수하기 때문에 염소 결핍은 거의 일어나지 않는다. 염소가 지나치게 적으면 나트륨과 마찬가지로 발한, 설사, 구토 증상이 생긴다.

몸에 필요한 미량미네랄

미량미네랄도 대부분 뼈와 근육 조직에 들어 있다. 미량미네랄은 인체에 아주 적은 양만 필요하지만, 생리적인 역할은 아주 중요함으로 소량이라고 무시해서는 안 된다.

건강한 삶 좋은 생활이야기

〈건강한 삶, 좋은 생활이야기〉는 건강 멘토 도서출판 전나무숲에서 그동안 출간한 도서들 가운데 독자들에게 큰 사랑을 받은 건강·의학 도서를 선정하여 재구성한 시리즈입니다. 이번 시리즈를 통해 가정에서 활용 가능한 유익한 건강 지식을 좀 더 쉽고 일목요연하게 만나보실 수 있습니다.

SUPPLEMENTS EXPOSED
Copyright © 2010 by Brian R. Clement
Korean translation rights © 2023 by Firforest Publishing Co.
All rights reserved.
This abridged Korean edition published by arrangement with Red Wheel Weiser, LLC
through Shinwon Agency Co., Seoul

천연 VS 합성, 똑소리 나는 비타민 선택법

초판1쇄 인쇄: 2023년 11월 22일 ┃ 초판1쇄 발행: 2023년 11월 29일 ┃ 지은이: 브라이언 R. 클레멘트 ┃ 옮긴이: 김소정 ┃ 펴낸이: 강효림 ┃ 펴낸곳: 도서출판 전나무숲 ┃ 출판등록: 1994년 7월 15일·제10-1008호 ┃ 주소: 10544 경기도 고양시 덕양구 으뜸로 130 위프라임트윈타워 810호 ┃ 전화: 02-322-7128 ┃ 팩스: 02-325-0944 ┃ 홈페이지: www.firforest.co.kr 이메일: forest@firforest.co.kr

ISBN ┃ 978-89-97484-54-6 (14510) ISBN ┃ 978-89-97484-43-0 (세트)